中国村落文化丛书

假病
JIABING

江南地区
一个村落的疾病观念

◎ 沈燕

著

ZHONGGUO

CUNLUO

WENHUA

CONGSHU

U0216385

漓江出版社
·桂林·

图书在版编目（CIP）数据

假病：江南地区一个村落的疾病观念 / 沈燕著 . -- 桂林：
漓江出版社，2022.4
ISBN 978-7-5407-8904-6

Ⅰ . ①假… Ⅱ . ①沈… Ⅲ . ①疾病 – 观念 – 研究 – 华
东地区 Ⅳ . ① R441

中国版本图书馆 CIP 数据核字（2021）第 224107 号

假病：江南地区一个村落的疾病观念
JIABING：JIANGNAN DIQU YIGE CUNLUO DE JIBING GUANNIAN

作　　者　沈　燕

出 版 人　刘迪才
项目策划　梁　志　梁雪庄　李　弘　何　伟
项目总监　何　伟
责任编辑　何　伟
助理编辑　吴　桦　宁梦耘
特约编辑　梁雪庄
装帧设计　陈　凌
责任校对　苏子新
营销编辑　俞方远　梁虹程　黄　圆
责任监印　杨　东

出版发行　漓江出版社有限公司
社　　址　广西桂林市南环路 22 号
邮　　编　541002
发行电话　010–65699511　0771–5825243
传　　真　010–85891290　0773–2582200
邮购热线　0773–2582200
网　　址　www.lijiangbooks.com
微信公众号　lijiangpress

印　　刷　北京中科印刷有限公司
开　　本　710 mm×960 mm　1/16
印　　张　17.75
字　　数　210 千
版　　次　2022 年 4 月第 1 版
印　　次　2022 年 4 月第 1 次印刷
书　　号　ISBN 978-7-5407-8904-6
定　　价　65.00 元

假病：江南地区一个村落的疾病观念

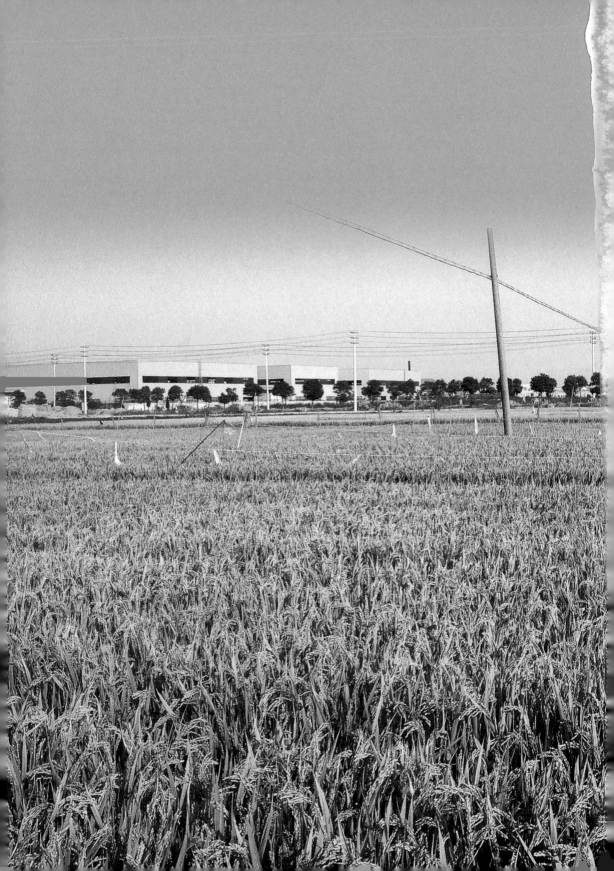

我想让更多的人知道，还有一群人是这样生活的。他们的生活兼顾着生者与死者、今生与来世，他们的世界充满着洁净与污秽、神圣与世俗。于是在这里，一代又一代人逝去，却没有随风而逝，他们的声音仍可通过关仙婆的嘴传达出来，他们的身影仍可见于子孙后代的仪式实践中，他们的生活仍在另一个世界继续着。

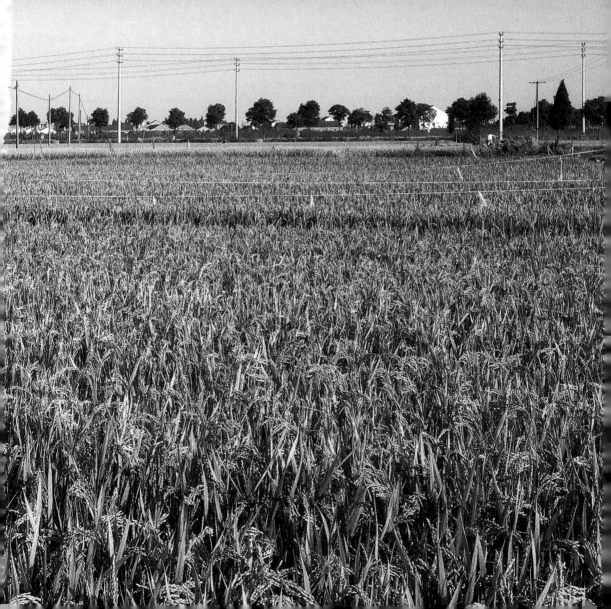

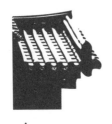

序一

　　在今天的中国农村，现代科学的知识已经非常普及，现代社会的治理体系和服务体系也在发挥着前所未有的作用，但是仍然有不少个人或家庭在遭遇不幸、灾祸的时候，会相信神灵和其他各种超自然力量的存在，会依靠某些通神的角色，让他们来施展一番通神的法术以渡过难关，这在一些地方甚至是司空见惯的现象。其中最多见的就是一些家户中有人得了某些所谓"虚病""邪病"，中医、西医都不能治疗，于是就去找"仙儿""大神儿"之类的角色，希望他们施展与神、鬼、妖打交道的能力以恢复患者的健康，带来家庭的平安。这说明，在乡间，一些由来已久的事关疾患、生死的信仰和行为习惯，与其他一些民间传承的观念、知识与行为规范一样，都还在影响着人们的日常生活，不会轻易退出历史舞台。这种情况存在的原因，不能完全归于现代科学知识普及的不足和现代社会治理与服务体系存在着缺失。我认为，中国城乡生活中多样性文化的并存，地方传统文化与全球化现代文化的相互对峙和渗透，更是一个重要的背景。对于这样一些被认为与现代科学理念相悖的观念与习俗，尤其需要民俗学等学科的研究者更多地进行实地调查，并且以理解的方式来进行深入研究。

本书是对乡村传统疾病观念及其疗救方式进行个案研究的成果，其中包含着很多独特的发现和细腻的体会。作者通过描述她重返家乡的一段带有隐秘色彩的生活经历，为我们呈现了一整套有关疾病和死亡危机体验的地方民俗知识，提出了一些鲜明的观点，也表达了许多令其挥之不去的情感和刻骨铭心的感受。这样的研究成果，对于当下学术界和广大服务于农村社会的工作者来说，都是有参考价值的。

作者在学术史的梳理上特别注意到医学人类学里中国的研究成就，肯定这一类研究突破了科技史的局限，开辟出一条关于解释中国人身体与疾病语汇和行为隐喻意义的道路，但是也指出其中存在的问题："中国医学人类学学者在研究中国医疗时，该如何驱散社会问题先入为主的迷障，继而真正见到人的身影——他们是如何思考又是如何行动的，他们的主体性何在。"那么本书是怎样解决这一问题的呢？我们看到，作者采取了可以称为"交流式"的调查与研究方法，也就是回到家乡，在日常生活中去接触周围的病人、救治者和病人的亲属等，以局内人的身份进入他们的一些日常交流之中，有时候作者还在某些交流事件中成为核心角色。这其实是民俗学者很常见的一种经历，但也可以自觉地化为一种注重民俗文化实践性与主体性的调查研究方法。作者是在整个村落生活时空秩序的视野下来观察村落里的人面对疾病和死亡的种种行动的，她对那些交流事件的描述，都是将生活的整体与局部、日常与非常自然地结合在一起，应该说基本达到了以人为中心的研究目的。我从这本书中不仅知道了作者的家乡流行的有关病患治疗的观念与行为的神秘性民俗传统，而且还在一个由"看得见的"与"看不见的"两部分构成的村落生活世界中，感受到村民们，尤其是那些以维护家庭平安为己任的妇女，怎样以虔诚的信仰行为进入精神遨游的境域，并在其中构想和实现着她们生命的价值和生存的意义。

20多年前，我曾到作者家乡所在的湖州地区做过几次短时间的民俗调查，所以对书中的一些描述比较熟悉，觉得亲切。那里的水稻生产与桑蚕养殖的村落劳作模式，水乡泽国的风光和一些古镇老街的景象，都还留在我的记忆里。当时我所调查的主要是镇上村民抬菩萨巡游的信仰仪式活动，虽然注意到一个村里可能有不止一个庵堂，每逢初一、十五都有妇女前来念佛，却没有做深入的了解，而本书对此种活动进行了深入的描述。我当时也没有关注到当地有关疾病与医疗的民俗知识，现在看来，这一切现象都是互相联系的。本书所研究的问题和以人为中心的描述，不仅开阔了我的眼界，而且也让我产生了关于民间信仰研究方面的一些想法：

第一，本书所叙述的事情不仅包含了村民遭遇疾病和生存受到威胁时的体验与对策，而且包含着当地民间信仰的观念与行为。由此可见，关注个人、群体对于疾病与生存威胁的体验，是研究民间信仰传统的一个重要入口。可以说，战胜疾病和摆脱死亡的焦虑，是中国民间信仰实践的一个普遍动机。我们看到本书叙述的许多故事，都呈现出生者与死者、凡人与神灵或者鬼魂之间的冲突与对话，彰显出湖墩庙里小福菩萨的灵验和关仙婆的通神能力。这使我想起80年前李慰祖写的论文《四大门》，里面叙述的就是类似的信仰民俗事象。该书运用比较宗教学的理念，考察了以狐狸、黄鼠狼、刺猬、蛇等"仙家"为信仰对象的观念、行为及故事等情况，叙述了个人、家户因遭遇疾病或家运败落境地而到"香头"那里求告、祭拜"仙家"的多个案例。此外还写到有信众在自家的院里院外修"财神楼"，即仙家居住的地方，为的是能够摆脱仙家的"拿法""闹祟"等骚扰，或者是守住家财，以免失掉了活路。可见，无论中国北方还是南方的农村，民间信仰都与人们对疾病和生存威胁的体验密切相关，因而形成了相似的以通神角色为主导的信仰形式。当然，这种信仰形式也存在着地域性差异，反映出不同地域受到佛教、道教或萨满教等宗教文化的不同影响，也反映出不同地域有不同的历史经历，在国家政治、经济和文化版图上所占据的不同位置。所以，本书对于相关的湖州地区历史背景资料所做出的交代就显得非常重要了。

第二，本书所描述的有关信仰生活事件，大多发生于个体家户和亲属关系范围之内，关仙婆、"阴阳眼"等具有特异能力的角色多是服务于个体家户，满足其除病禳灾的需要，但是她们又是村落社会中庙宇修建和公众祭祀的积极参与者。这说明研究中国民间信仰既要注意公共领域的庙会祭祀，又要注意私人领域的通神仪式。事实上，民间信仰传统是一个从个体家户、家族、村落到地方社会逐层构成的复杂话语和行为体系。中国民间信仰还有着与民间社会建构和运行相辅相成的实践性关联，即与家族、亲属和村落的再生产密切相关，老百姓所说的"人神同理"，就是指出了这一点。例如书中写到作者在"沈家门"家族中的位置和未来责任，就都与跟亡人交流的信仰相关，甚至被这些信仰所决定。

　　第三，村民的信仰存在于特定的日常交流实践之中，这些交流实践的方式体现出他们在现实与想象交织的宇宙中能够有所作为的信念。书中所描述的主要是私人领域里的信仰交流实践，其中，病人或者"问事的人"，都不只是被动地接受关仙婆通神法术的操控，而是借助关仙婆与神灵、亡魂之间的合体与传话，进入了生者与死者、凡人与神灵或者鬼怪之间进行交流的过程。而信众在初一、十五的念佛，日常中履行的种种禁忌和善行等，都可以看作是那些特殊通神交流事件的延伸与铺垫。这就是说，作为一种交流实践方式的信仰活动，可以使得信众与关仙婆一道进入与神灵或仙灵打交道的行动过程，但是这些想象性的行动，又与他们种种现实的行动相互衔接，难解难分，这是中国民间信仰或者说民俗宗教所具有的一个主要的实践性特征。

　　总之，中国老百姓的生活中存在着的从私人领域到公众领域、从隐秘层面到公开层面、从边缘话语到主流话语的一系列民间信仰或者说民俗宗教现象，是我们研究中国社会与文化所不能忽视的对象。我认为本书所观察的就是这类信仰传统的地方性表现，尽管是以考察乡村疾病治疗的地方性知识和实践方式作为研究任务。这正好说明了中国民间信仰或者说民俗宗教不是超出民间日常生活而单独运行的传统，而是与各地方老百姓的生存环境、生活方式、社会结构、文化教养、精神诉求和交流习惯等结合在一起的，并承载了他们世代相通的有关个人与集体的生存危机体验与克服这类危机的信念。因此，不能只看到这种现象不符合科学理性和现代社会制度的一面，更要看到这些现象中所包含和关联到的那些现实、复杂的生活内容以及精神文化的内涵。研究民间文化的学者应该更多地以理解的态度对这些流行于基层的信仰现象进行考察，这比给一些光鲜亮丽的民俗事象印上"遗产"标签的工作要艰难得多，却是走进百姓生活，认知和感悟本土文化主体性的一条重要途径。

　　我所说的，不完全是本书所要研究和讨论的问题，但是我认为都与本书的成功以及后续可能进行的研究有关系，希望对读者有一些参考的用处，也欢迎大家批评指正。

刘铁梁

2021年11月

　　刘铁梁，北京师范大学文学院教授、博士生导师，山东大学人文社科一级教授。曾任中国文联全委会委员、中国民间文艺家协会副主席，中国民俗学会副会长，北京市民间文艺家协会主席。

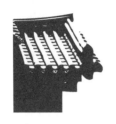

序二　村落时空中的疾痛

人都会生病，但对病因的理解和相应的处置方式，不同文化却提供了不同的选择。

关注、探究看似相同或相似的人的身体表征与生理过程背后的文化和社会因素，是20世纪80年代人文、社会科学身体转向所带来的新的研究领域之一。在欧美学界，在另类医学（alternative medicine）或民间医疗（folk medicine）的概念框架下，民俗学、人类学、科学社会学、科技史等学科的相关研究方兴未艾，而中医作为一个传统的医疗知识与实践传统更是其中的热点之一。我虽然从小在中西医并用的家庭环境中长大，对中医有所了解和接受，但直到10多年前在美国宾夕法尼亚大学读民俗学博士，受业于民俗学家哈弗德（David J. Hufford）和科学史家席文（Nathan Sivin），并亲身体验了美国的西医治疗，才开始反思我个人的文化与医疗的经验与知识。文化深深刻写于身体之上，甚至疾病这样的生理过程，也因文化的差异而使不同的人有着不同的经验、理解和体会。

　　席文是中国科学史大家。作为一位对中医有深入研究的历史学者，席文强调在具体的社会历史语境中考察某一特定文化的身体观与疾病观，探讨社会文化等因素对疾病认知、医疗实践的深刻影响及其具体体现。中国的医学传统由此必须放在中国文化的具体时空中去理解和阐释，在历史研究中是这样，在当下更是如此。

　　哈弗德的研究则以另类医学为核心，强调与西医的生物医学体系相比，民众的医疗观念与实践亦是一个健康的信仰体系，也即一个完整的知识和实践体系，它不仅是理性推理的结果，而且具有内在的逻辑性与合理性，不能不加了解就简单地斥之为迷信、落后与观念愚昧。研究者要以平等、尊重的态度，反思自身的文化局限性，从对方的具体经验出发，理解其内在的合理性与价值。他的研究由此大多以个体为中心，关注个人经验与族群等文化背景，特别是个人身体经验的重要意义，由之揭示出这一体系的内在合理性与价值。他对中医也有所研究，因为在美国的文化语境中，中医也被看成是民间医疗的一种。

　　受两位先生的影响，我自己也开始一方面通过文献研究中医，另一方面在田野中思考更为草根的民间医疗实践。在漫长的中国历史中，民间医疗和体制化的中医一直相辅相成、并行不悖。民间医疗实践是否有一套自己的知识体系，其观念和实践如何？其与民间文化乃至中国文化整体的世界观、宇宙观和身体观关系如何？与民众的社会生产和生活关系如何？在当下的日常生活中，在西医与中医的体制之外，其观念和实践如何形成，又如何传承与变化？

　　哈弗德的研究基本从个人出发，虽然会关注个人的文化、社会背景，但是较少从群体层面展开研究。疾痛虽然表现为个人化的身体经验，但又是人人普遍拥有的经验。疾痛经验如何与个体所属群体共同的生产、生活模式相关联？从中国民间医疗的角度看，民众个体的疾痛如何在地方性的日常生活实践传统中，在与西医、中医的并用和冲突中得到认识、理解和处理？疾痛的个体经验又如何在具体的村落时空和人际关系网络中被阐释与理解，从而展示出其社会和文化特质？

由此而言，我的学生沈燕的研究——"假病：江南地区一个村落的疾病观念"正是对这些问题的一个初步尝试与探索。

沈燕的研究基于她对江南水乡九里村的田野研究。九里村是她的家乡，这里既有她熟悉的家人、亲戚和邻居，也有她以前知道但并不熟稔的灵媒、村庙和庙里念佛的老人。从初中开始就离家住校的她，在熟悉与陌生的环境中观察与反思，逐渐回到家乡村落生活的深处，并用细腻、流畅而富于情感的笔触，将她的所思所感向我们娓娓道来。

对九里村的村民来说，生病并不是一个简单的生理过程。首先需要判断是不是虚病，就是那些让人觉得不对劲的毛病，比如突发性的凶猛病势，比如总也治不好的很"拧"的小毛病，比如说不出身体哪里不舒服，等等。这些在当地被看作是虚病或假病，和依靠医院治疗的"硬毛病"相对，这些病有更为复杂的病因。"它影射出来的，可能是某种无法名状的力量，这种力量也许是人的命运或运势，也许是风水，又或者它是祖先的一个提醒，是一个家族里的一段恩怨。"因此除了寻求中西医相应的对症治疗，其治疗也需要进行相应的特别处理。首先找关仙婆——当地的灵媒，搞清楚原因，然后采取合适的措施，如在家门口准备饭菜、香烛进行相应的祭拜，或者去村里的湖墩庙找小福菩萨干爹求点仙丹（香灰水），或者找小福菩萨选中的灵媒（关仙婆）求点仙丹。这样的干预往往是有效的。围绕湖墩庙小福菩萨不胫而走的各种灵验传说中，最深入人心的显然是病情戏剧化地转危为安。而湖墩庙周期性的打佛会里熙熙攘攘的人群和虔诚念佛的奶奶们，更证明了这一民间医疗系统在当地依然有活跃的实践。

在作者对九里村细腻生动的民族志叙写中，我们看到了充满质感的日常生活画卷。在这里，江南水乡村落的自然物理空间由于人们的社会生产、生活实践而呈现出复杂的非均质。看得见的时空中交织着看不见的时间与空间。那曾经热闹的、村民们每日会聚的河边也是水鬼们伺机而动、寻找替身的区域。以前村庄实行浮厝丧俗因而令人忌惮的特殊地带，如桑林中的冷地和野带，在村落工业化过程中似乎逐渐丧失了特殊性，但是打工者突发的病症又使人想起村落空间过去的事件。"活菩萨"小福菩萨的湖墩庙在过去的百年中经历了几起几落。作为村落祭祀的中心，它连接着看得见的村落与看不见的世界。老人们在湖墩庙里构建出既世俗又神圣的空间，在求签、念佛中，他们交流、记挂着每位家庭成员的生活，祈求着自己和家人在这个世界和以后那个世界的顺畅平安。关仙婆，作为小福菩萨的传话人，则是沟通两个世界的那张嘴。她们洞悉虚病的原因，凭借她们和另一个世界的特殊关联，不仅提供治病的药方，更提供治愈的精神支撑。

正是在这样的自然与社会交织、阴间与阳间关联的村落时空中，年复一年的日常生活孕育、形塑了村民们关于疾痛的观念与实践。在这一系统中，村民生病的原因和处理与阿太（祖先）们所在的那个看不见的世界紧密相关。病因往往源于某种失序："疾痛的发生，往往就意味着生活的失序。对九里村的村民而言，这里的失序可以是身体的失序，也可以是与家庭成员关系的失序，又或者是与外部大环境比如村落时空之间的失序。只有找到原因回到有序的状态，身体的疾痛才会消失。"值得强调的是，这里的家庭成员和村落时空不仅包括生者，也包含阿太们和他们的世界，因此虚病的病因往往是疏忽了来自另一个世界的需求。湖墩庙作为沟通阴阳两个世界的象征而成为神圣空间，也正因为这样，那儿的仙丹才会这么灵验。源于血缘相关才能祭拜的观念，婚姻和生育后代不仅关涉此世的幸福，也是阿太们死后生活有所着落的基本前提。奶奶期待着能在阴间过上好日子，这使家中没有兄弟的作者感到了格外的压力，在家庭亲情与村外的世界中纠结万分，因为奶奶愿望的实现完全有赖于她的后人们通过特殊的婚姻和生育方式保持香火的持续。

疾痛因此和村落生活中两个紧密相连的世界息息相关。疾痛并不仅仅是个人身体的生理过程，还是人际（包括活人与祖先）关系乃至人与神关系的体现，因此看似生理性的疾痛必然是伦理的和社会的。疾痛以一种身体状况，呈现着个体与其所在的自然宇宙时空和周边人际（神际）关系失衡的表征。而这个宇宙时空和人际关系网络是村民们所栖身、沉浸与感受的生活世界，也是他们所理解的自然与宇宙、生命与死亡、个人与家族，以及人生一世的意义。九里村的自然空间不是纯粹物理的，它沉淀着村落生活的记忆，刻写着日常生活与特殊事件的斑驳印记——这是一个活的村庄。在时空的复杂交融与流逝中，流动着的是人们的身影、情感、眷念与代际的更替。

可以说，本书最重要的贡献就在于展示疾痛与村落社会生产、生活和自然时空的多重关联。个人具体的疾病经验及其治疗，被放在整个村落自然与社会生活传统中来理解和阐释。作者所细致描摹的村落生活，揭示了生产和再生产疾痛认知、阐释与治疗的文化与社会条件，展示了个人疾痛经验形成的社会文化语境及其过程。在这个意义上，沈燕的研究补充了哈弗德的民间医疗研究中没有得到细致分析的群体层面，探讨了形塑个体经验、观念和实践模式背后的社会文化传统。

更进一步，沈燕的民族志揭示出九里村的疾痛观念及其相关实践是其整体世界观、宇宙观和人生观的有机组成部分，这是个体生命在日复一日、年复一年的村落日常生活实践中，与家族的历史，与村落的自然、社会环境彼此影响而形成的复杂关联的结果，这又是一个不断变动的过程。村落当然不是封闭的，也受到村落外部社会环境的影响，因此受外部影响更大的年轻人和与村落生活联系更紧密的中年人、老年人有明显的代际差异，村落近年来的工业化过程也显示出它对村落的深刻影响。

在欧美人类学界近年来的本体论转向中，英国人类学家英戈尔德（Tim Ingold）提出了栖居视角（dwelling perspective），试图超越、弥合自然与文化的二元对立，强调人的存在及其社会生产生活实践是人栖居在环境中，与周遭自然社会环境相互浸入、深入互动的过程。在文化的传承与再生产中，并不存在外在于人的、事先给定的"文化"，而是人与其栖居的自然、社会环境交融、交往而共同生长、发展的结果。对个人而言，文化技能不是传递的，而是在每一代人身上逐渐生长出来的。① 以此而言，沈燕的民族志展示的正是村民们如何栖居于江南水乡村落，在与村落的自然和社会环境的点点滴滴的日常互动中，在个体经历和面对疾痛的生理经验与过程中，选择或不选择、接受或不接受村落传统所赋予人们的本土资源。

对村落年轻人甚至中年人而言，本书勾勒出的村落传统中的地方性医疗知识体系看似已经碎片化，但它实际上根植于中国文化整体的宇宙观、生死观和世界观之中，其核心就是生死、阴阳两个世界的互相关联、沟通与转化。正是在这个意义上，九里村的民族志叙写虽然是个案，当然也具有江南水乡地方化的特质，但依然对认识了解民间文化乃至中国文化有很大的普遍意义。

当然，沈燕的研究也有一些不足之处。最为明显的，是她的田野资料主要基于她自己的家族和村庙中的庙管和念佛的老人，对村落中的其他人，无论老年人、中年人还是年轻人都较少涉及，这使九里村的村落生活多少显得不够丰富与多元。作为一个年轻的学者，期待她今后能完成更为全面的研究。

中国文化有不同于西方的身心观及其长期的社会历史实践。西方学术与思想界的身体转向所带来的本体论和认识论转变无疑为认识中国文化的差异与特点提供了更具亲和度的视角。从身体研究来说，沈燕展示

------

① Tim Ingold, *The Perception of the Environment*: *Essays in Livelihood, Dwelling and Skill* (London and New York: Routledge, 2011), p.5.

的村落社区民间医疗观念与实践的个案，涉及中国文化的疾病观、身体观、身心关系、个体与家族、生命观与死亡观等方面，触及颇多值得进一步探讨的领域，让我们期待更多后来者的探索。

是为序。

彭牧

2021年11月

....

彭牧，北京师范大学文学院民间文学研究所副教授。中国民俗学会理事、中国俗文学学会会员。曾任美国民俗学会、美国宗教学会会员。曾任教于北京大学中文系民间文学教研室。

....

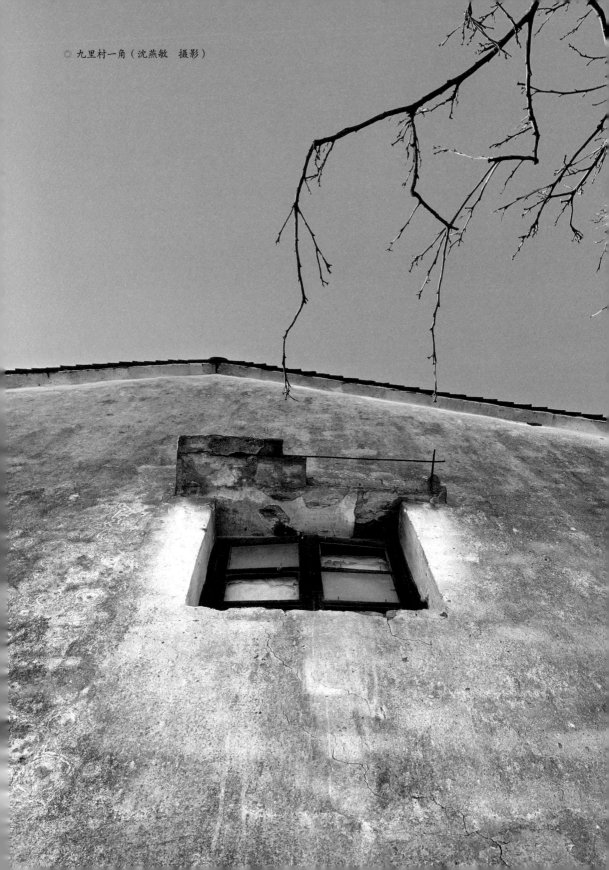

◎ 九里村一角（沈燕敏　摄影）

目录

第一章　导论：走进患者的疾病观念　004

　　　民间疾病观念作为一种地方性知识，对一个地区民众的影响是潜移默化的。民众生活其中，悠然自得，大多知其然而不知其所以然。

一、缘起：来自他界的信息——"惹夜瘟"和家蛇　001

二、进入学者视域的中国医疗　004

三、中国医疗研究中的疾病观念　013

四、研究视角：作为地方性知识的疾病观念　021

第二章　九里村：家乡与田野调查地　028

　　　记忆中的水乡生活总离不开这两个地方：九里河与湖墩庙。如今，家乡的人们依然"信巫鬼，重淫祀"，通过关仙婆，连接着模糊的隐形的世界，也连接着先民的世界。

一、村名里的水乡泽国　030

二、九里村的总管神　035

三、变迁中的水乡生活　041

第三章 六家里：一个家族的疾痛叙事   048

生病不仅仅是一种生理上的疾病，它影射出来的，可能是某种无法名状的力量。这种力量也许是人的命运或运势，也许是风水，又或者它是祖先的一个提醒，一个家族里的一段恩怨。

一、六家里与沈家门   050

二、日常生活中的疾痛叙事   054

三、疾痛的深意：不可见的世界   076

第四章 "阴阳隔了一只嘴"：死亡与对话   084

在葬礼上，我们可以看到很多有关身体的实践。正是在这样的实践中，生者在某种程度上感觉到了与死者之间的联系，而那个不可见的世界也得以在村民们的观念中逐渐明晰起来。

一、不可预知的死亡：奶奶的葬礼   086

二、关仙：与亡人的对话   100

三、奶奶的百日：魂在何处   118

四、生与死的联结   130

第五章 村民眼中的村落时空：身体记忆与日常实践   146

村落的时空并不是均质的。对村民们而言，鬼神与人一样，无处不在，整个村落就是人鬼神共享的世界。因此，疾病也不再仅仅是个人身体的事，而是个体与周围时空互动的结果。

一、家居时空：洁净与污秽、神圣与世俗　148

二、祭祀圈的中心：湖墩庙与"活菩萨"　161

三、村落中的"禁地"　197

四、非均质的时空与疾病　210

第六章　变化中的乡村　214

越来越多的年轻人已经直接或间接地走出村落，开始在城市里安家落户，与村落环境之间心意感觉的断裂，让年轻人不再无条件地、不假思索地遵循那些"约定俗成"。

一、村落的工业化　215

二、本土化基督教的介入　222

三、代际间的矛盾：在父母与子女之间　226

四、做与信：在情感与理智之间　230

五、疾病观念传承再思考　235

后记：当故乡成为他乡　244

致　谢　250

参考文献　252

* 为保护田野调查点的隐私，书中所写部分村落名、人名为化名。

第一章

1

导论：走进患者的疾病观念

民间疾病观念作为一种地方性知识，对一个地区民众的影响是潜移默化的。民众生活其中，悠然自得，大多知其然而不知其所以然。

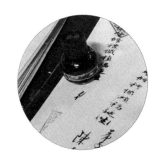

一、缘起：来自他界的信息——"惹夜癔"① 和家蛇

2012年的3月，对我来说是一个难忘而又不愿过多回忆的月份。这个月的13号，就是我在泰国完成10个月中文教学任务之后回国的日子。原本这是一件令人开心的事，但从回国前的半个月开始，我便感觉到了一些异样。

我所在的学校是一所华人学校，学校中间有座佛堂，我们的宿舍就在佛堂边上。学校附近还有个巨大的烟囱，每当烟囱里冒出浓烟，学生们就会立马关上窗子。后来我才知道，那是焚尸炉，火化的都是无人认领的亡者。这些亡者的照片会贴在一面墙上，过了一定期限仍未有人认领，就只能被拉去火化。这面墙就在我们学校侧门通向大路的狭小过道里。我曾由

----

① "惹夜癔"，当地方言，即鬼压床。

人带领走过那条过道，也许是之前听闻了这些，路过的时候我不敢抬头看两旁的照片，只顾着低头在略阴凉的小道上匆匆前行，但这并不足以让我害怕到做噩梦，后来也就渐渐淡忘了。

直到一个深夜，我正蒙胧睡着，忽然感觉脖子被一股巨大的力量遏制住了。一开始我还努力挣扎，紧接着我便发现，越挣扎，它箍得越紧，而且范围也越来越大。我想叫喊，想叫醒睡在隔壁床的室友，我认为只要室友醒了，只要灯亮了，它就会离开。可是我发不出声来，甚至连哼哼都不行。我害怕极了。身体的感觉是如此清晰，我是清醒着的。从脖子到肩胛骨，到胳膊，它逐渐蔓延，而我无法动弹。我知道这是父亲、母亲曾提到过的"惹夜瘾"，也就是俗称的鬼压床，但我并不知该如何应对。我忘了后来是如何睁开眼睛真正清醒过来的，只记得睁开眼的一瞬间我筋疲力尽，而室友睡得正香。

第二次，仍是半夜，我依然被这股熟悉的力量压制住了。我尝试发出声音，果不其然，仍是不行。后来我终于醒来，叫醒室友，去她床上躺了一会儿。当时我满脑子都是那个焚尸炉。室友说，隐约听到了我哼哼唧唧的声音。我赶紧提醒她，下次再听到这种声音，一定要马上把我叫醒。

我以为鬼压床都是夜里才会发生的事，但第三次发生是在中午。吃完午饭，我习惯性地回房间午休，刚朝着右侧睡下，就感觉到右胳膊又传来了那股奇怪的力量。我知道它就要慢慢扩散到别处。我尝试着动了动眼皮，居然发现眼睛是可以睁开的。于是，我猛然一睁眼，不想却看到一只黑色的毛茸茸的大手正沿着我的手臂往上摸，我吓了一大跳，一下子便睁开眼睛醒了过来。但这种"眼见"的真实感太过强烈，看着真实的搁在床沿的我的手臂，我仍未能缓过神来。

当天晚上我给母亲打了电话，她安慰我说没事。第二天，待我再打电话过去，她说："我去问了问①，没什么事情的。那些大人家②就跟我说，不要让你去得太远，近一点。反正你也快回来了。""所以他们是在吓我吗？"我问道。母亲并没有正面回答这个问题："没事情的，你回来了就好了。"她说得如此云淡风轻，我反而有些不放心，以前虽然也有过"惹夜癔"这种情况，但从未如此频繁和真实。这种身体的无助感衍生出的内心的恐惧感并不那么容易消除。这天之后，我又经历了几次"惹夜癔"，但逐渐地，我不再那么害怕，甚至习惯了它的到来。虽然无法解释"惹夜癔"，但我并不认为那是大人家在催我回家，更多地，我以为是母亲借着他们的名义希望我赶紧回家，不要留任。

回到家一个星期左右，"惹夜癔"已经渐渐淡出了我的生活，但我立马就被另外的东西——家蛇③吓了两次。一次是我刚起床走进卫生间，猛然看见一条蛇直着身子对着我，我吓了一大跳。以前我从未在二楼见过蛇。僵持了一会儿，我看它没动静便转身离开了。再回去看时，已不见其踪。

待到中午下楼吃饭，我又看到一条蛇横卧在天井的过道上。我学着奶奶平时的语气与它交流，"要是没什么事情你就走吧"。然后我就绕过它吃饭去了。再回来看时，它又不知跑哪里去了。

······························

① "问了问"指的是问村里的关仙婆。村落里每当发生什么难以解释的事，家中的妇女往往就会去找关仙婆询问。内容细分的话，包括查家宅、关仙。查家宅时需要报上家宅主人的名字，关仙时则需要报上亡人的名字。但有时查家宅也会查出一些亡人的事情，所以村民们常常也会用关仙来统称这两者。后文中还会详述。
② 大人家，当地方言，指祖先。
③ 村里人将出现在家中的蛇称为家蛇。家蛇不咬人，它的出现，代表家里有事要发生，而且往往是不太好的事情。

晚上跟父亲、母亲聊天时说起这家蛇，母亲认为这可能是家里的祖先记挂我，希望我工作离家近些，再赶紧找个人结婚，为家里续上香火。但我不以为意，甚至有些反感这样的论调。因为当时我正跟他们说起考研的事，于是便深觉这是母亲的牵强附会，不想再过多谈论。那时的我并不知道在我所谓的"牵强附会"背后，有着怎样深刻的地方性传统和知识。而这些传统和知识，与他们的身体记忆密切相关，特别是有关身体病痛的记忆。事实上在我"惹夜瘾"的那段时间，母亲、父亲的身体也一直不太好。去关仙①时，大人家便特意与她说了一些事，在此我先不过多谈论，后文中会有详细叙述。于我而言的"牵强附会"，正是于他们而言的"水到渠成"。

那么，这种"水到渠成"的背后有何深意？为什么"惹夜瘾"或身体不好时，母亲会想到去关仙？在科技如此发达的现代社会，这种疾病观念究竟是怎样的一种存在，它是如何形成、如何发挥作用，又是如何传承的呢？这是我力图回答的问题。

二、进入学者视域的中国医疗

20世纪有关中国医疗的研究，虽并非肇始于西方学者，却一直处于西方医疗研究的影响之下。在有关中国医疗的研究中，中医是最早得到西方

---

① 关仙指的是神灵叫来亡人，附身在关仙婆身上，与生者进行对话。

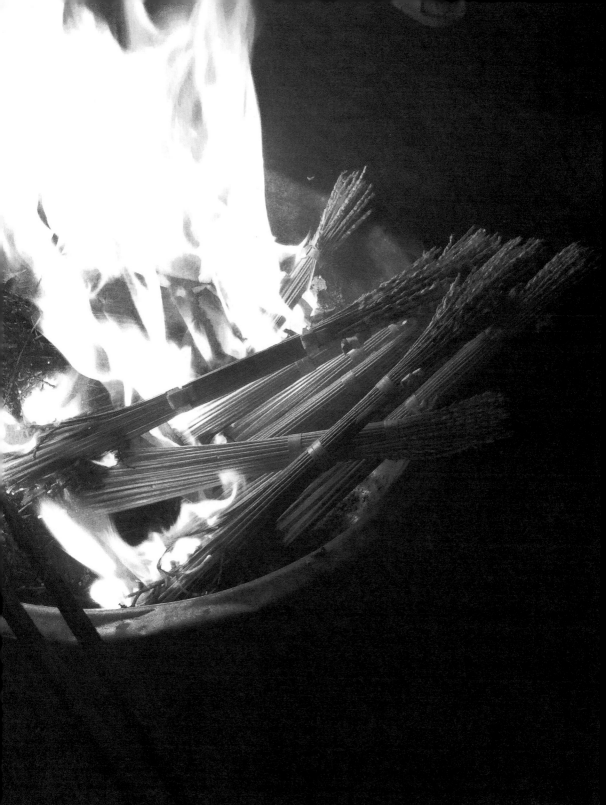

◎ 图1.1　家中祭祀时烧佛经（沈燕　摄影）（书中未标注摄影者的照片，也均为沈燕所摄）

学者关注的领域。最早提及中医的学术著作已不可考。但在1916年前后，当伍连德读到美国医史学家F.加里森（F. Garrisen）出版的近700页的《医学史》一书，而其中有关中国医学的内容介绍不满一页且有谬误时，他便去信质问。"加里森答复说：既然中国医学有许多有价值的东西，何以中国人自己不写出来向外人介绍宣传？受此刺激，伍氏乃与王吉民合作，用英文写成了厚厚一大本《中国医史》（*History of Chinese Medicine*）。"①这是中国人用英文编撰的第一部医学史专著。该书主要分为两部分，第一部分按上古、有史、中古三个时期，较为全面地介绍了中国传统医学的源流和发明创造；第二部分主要涉及中国近代医学的发展，特别是教会医学在中国的概况。②此书于1932年出版后，一直是西方学者研究中国医疗的必读书目。

但此时中医还未成为西方学者眼中的研究对象。直到李约瑟（Joseph Needham）将中医纳入中国科技史研究中，中医才真正开始在西方学术界崭露头角。事实上，李约瑟与伍连德同是剑桥大学校友，且李约瑟在著书期间也曾与伍连德有过书信来往，不得不说伍连德的研究成果为其中国科技史特别是中国医疗史研究奠定了基础。

而从科技史角度来研究中医的西方学者中，席文（Nathan Sivin）是继李约瑟之后的又一重要人物，但两人的研究路径大不相同。李约瑟侧重于采用实证方法证明中医的合理性与先进性，并强调其有利于科学进步的

······················

① 马伯英：《中国近代医学卫生事业的先驱者伍连德》，《中国科技史料》1995年第1期，第40页。
② 萧惠英、陈丽云、王吉民、伍连德：《中国医史》，《医古文知识》2005年第3期，第22、23页。

方面。而席文则强调文化整体观，并提出了"文化簇"①这一概念。席文认为研究中医应从历史语境出发，强调中医发展的过程，"所关注的问题不是根据A或B来预测现代的Z，而是人们如何从A走到B，并且我们从历史变化的过程中能学到什么"。②同时他还认识到知识的构造依赖于其所在社会的内容、结构及其价值观，并且知识是社会文化的一部分。③因此在考察一个地方的医疗情况时，必须深入了解该群体的文化背景，以揭示其行为的各种可能性与合理性。基于此，他进一步指出了中医研究的发展趋势，即结合社会、文化等综合因素，由内部史逐渐向外部史转变。④20世纪80年代，正是在这一转变思潮的影响下，新的医疗史得以诞生。有关中医的研究，不再仅仅是局限于医学技术或中医精英，而是逐渐扩展到社会、文化、病人、巫医等各个方面。这也就是席文所强调的用社会学、人类学的方法来研究医学史。⑤但综观席文的研究，他主要是依靠史料来研究中医，

··

① 席文：《论文化簇》，《复旦学报（社会科学版）》2011年第6期。其在文中指出，文化簇的进路就是用所有相关学科来考察所有的相关资料，理解人文或社会科学问题。

② J.Needham，*Science and Civilization in China*：*Vol.*6，*Biology and Biological Technology*，*PartVl*：*Medicine*（Cambridge：Cambridge University Press，2000）.转引自包婷：《李约瑟与席文的中医观及其对比》，浙江大学硕士学位论文，2008，第25页。

③ Nathan Sivin，*Social Relations of Curing in Traditional China*：*Preliminary Considerations*，《日本医学史杂志》1977年第23卷第4期，第7页。转引自包婷：《李约瑟与席文的中医观及其对比》，浙江大学硕士学位论文，2008，第31页。

④ 包婷：《李约瑟与席文的中医观及其对比》，浙江大学硕士学位论文，2008，第26页。内部史指的是思想研究不参考它们的社会结构因素，外部史指的是研究科学与社会的互动而不考虑科学的内容。

⑤ 席文：《科学史方法论讲演录》，载《第二讲：运用社会学和人类学方法》，任安波译，北京大学出版社，2011，第23—38页。

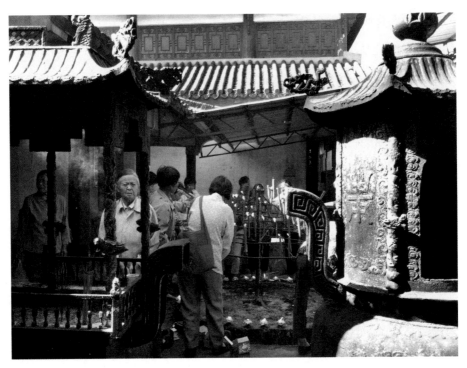

◎ 图1.2　在湖墩庙念佛时烧香的老人们

比如医案、仪式治疗、宗教、哲学等，[①]而未能涉及他所强调的社会学、人类学方法。不过在席文这里，中医从仅仅是一种科学技术转变为一个聚集着社会文化等因素的更复杂的存在。这也为中国医疗研究领域的拓展奠定了基础，使其不再局限于中医，而是开始延伸到特定社会文化中其他地方性的特有的医疗体系。

---

① 刘巍：《戴上人类学的眼镜看医学史——从席文对中国古代医学史的研究谈开去》，《广西民族学院学报（自然科学版）》2005年第11卷第4期，第59页。

　　反观20世纪中国学者对中国医疗的研究，亦是从史的角度切入的居多，且大都为对医学本身的研究，[①]如有关中医医疗史的写作。在此方面，除上文提及的王吉民、伍连德的《中国医史》外，还有陈邦贤、谢观等的医疗史研究，他们的研究为后人奠定了基础。[②]其中陈邦贤在其《中国医学史》中将医学史研究分为三类，"第一类关于医家地位的历史，第二类关于医学知识的历史，第三类关于疾病的历史"[③]。书中前四篇内容按上古、远古、近世及现代的时间序列，详细介绍了中医的发展脉络，第五篇则单列一章为疾病篇。随后，范行准、刘伯骥、马伯英等学者也在不同时期对中医史进行了梳理与研究，但内容大致与陈书相同。[④]这些研究"多在于对医生、医籍、医学思想源流等方面的历史研究"[⑤]，且其中医医疗史的写作也渗透着西方科学医疗观的影响。面对来自西方科学观的挑战，一部分人一直在找寻中医的出路。从最初的宣扬医学要"中西汇通"，到中医"科学化"，[⑥]再到如今中国学者在不断解释的五行、阴阳等观念的合理性，这

· ·

① 贾鸽：《新中国成立初期天津的疫病及其防治（1949—1966）》，天津人民出版社，2014，第7—8页。

② 陈邦贤：《中国医学史》，商务印书馆，1937。王吉民、伍连德：《中国医史》，上海辞书出版社，2009。谢观（谢利恒）：《中国医学源流论》，进学书局，1970。

③ 陈邦贤：《中国医学史》，商务印书馆，1937，第2页。

④ 范行准：《中国医学史略》，中国古籍出版社，1986。刘伯骥：《中国医学史》，华冈出版部，1974。马伯英：《中国医学文化史》，上海人民出版社，2010。

⑤ 梁其姿：《代序》，载梁其姿《面对疾病：传统中国社会的医疗观念与组织》，中国人民大学出版社，2012，第9页。

⑥ 可参见谢观与丁福保的中西汇通观。谢观（谢利恒）：《中国医学源流论》，进学书局，1970，第54—56页。谢观在《中西汇通》一文中提出"中西汇通，自为今后医家之大业"。参见丁福保：《西洋医学史》，东方出版社，2007；《历代医学书目提要》，医学书局，1918。谢观与丁福保的著作宣扬西医之科学性，并希望以西方科学改造并拯救中医。

中间无不隐含着以西方科学为标准来寻求中医之科学性、现代性的立场。

　　如今，很多学者开始对过去的中国医疗史研究进行反思。台湾学者梁其姿认为，对于中医近代化过程的研究，不能只看到西医对中医的促进作用，更要看到中医本身存在的近代化的可能性。①而台湾学者李建民也指出，"中国医疗史的研究进路必须是一种再中国化（＝去西方化）的历程"②，也就是说要立足中国本身医疗史的历史发展脉络来书写中国医疗史。基于此，1987年，梁其姿首先推出两篇疾病社会医疗史方面的文章：《明清预防天花之演变》与《明清医疗组织：长江中下游地区国家和民间的医疗机构》。20世纪90年代，这一研究取向在杜正胜等人的倡导下得到大力发展。他提倡用"新社会史"③的观点来研究医疗，"所谓新社会史是以过去历史研究所重视的政治制度、社会架构和生产方式为骨干，传益着人的生活和心态，使历史学成为有骨有肉、有血有情的知识"④。1992年，杜正胜等人在台湾"中央研究院"历史语言研究所成立"疾病、医疗与文

---

① 梁其姿：《医疗史与中国"现代性"问题》，载梁其姿：《面对疾病：传统中国社会的医疗观念与组织》，中国人民大学出版社，2012。作者在文中提出，希望从医疗史的角度去"重新思考中国的'近代性'"，"摆脱长久以来以西方历史经验为标杆的'近代'史观"。

② 李建民：《生命史学：从医疗看中国历史》，三民书局，2005，第5页。

③ 杜正胜倡导的"新社会史"，既受到法国年鉴学派的影响，同时也来自其多年来治史的反思与感悟。他认为过去的历史研究侧重社会、经济等"骨骼"的部分，缺少对"人"的关注，这里的"新"实际是为了区别于过去这类史学的研究。参见杜正胜：《什么是新社会史》，《新史学》1992年第3卷第4期。

④ 杜正胜：《作为社会史的医疗史——并介绍"疾病、医疗与文化"研讨小组的成果》，《新史学》1995年第6卷第1期，第114页。

化"研讨小组，以推动医疗的文化与社会史研究，1997年更是成立了"生命医疗史研究室"，其研究的旨趣开始更多关注疾病与医疗背后的历史、社会现象及文化意义，"从社会的底层，从生病的、垂死的、被医治的，从那些被历史遗忘者的观点，重新来看人类历史上重大的事件"[1]。由此，中国医疗史的研究不再局限于文献考据，社会、文化、人等因素也逐渐成为主线。

在去西方中心化反思的基础上，中国医疗史研究的内容开始丰富起来。当把目光投射到中国社会文化这一现实语境中时，具体的时间、空间、群体得以展现，中医研究终于不再是中国医疗史研究的代名词，少数民族的医疗研究、民众的疾病观与身体观、仪式疗法、中西医与传统仪式疗法之间的互动等主题也得以引起研究者的重视。[2]然而中国医疗史的研究仍多是历史性的，其最终目的是发展中国医疗史。这类研究虽然也会强调共时性的文化、社会与疾病的关系，同时也有身体文化研究的趋向[3]，但病人这个群体却始终未能得到足够多的关注。

· ·

[1] 李建民：《一个新领域的摸索：记史语所"生命医疗史"研究室的缘起》，载《古今论衡》1998年第1期。

[2] 梁其姿：《面对疾病：传统中国社会的医疗观念与组织》，中国人民大学出版社，2012，代序。

[3] 王紫君、余安邦：《台湾女性的病痛经验及其诠释：身体、社会与成就》，见徐正光、林美容：《人类学在台湾的发展：经验研究篇》，"中央研究院"民族学研究所，1999，第133页。文中指出医疗研究从医疗史转向身体史研究的趋势，而作者就是在这样的转向中研究病人家属这个群体的。

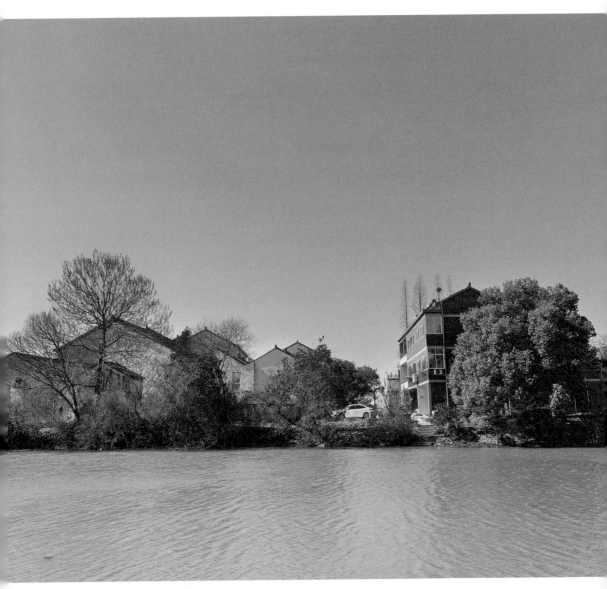

◎ 图1.3　九里河边的人家（沈燕敏　摄影）

三、中国医疗研究中的疾病观念

西方医学人类学可以说是疾病与社会、文化之关系研究的领头羊。20世纪70年代末，西方的文化人类学界兴起医学研究的热潮，发展出医学人类学这一分支。[①]而这门学科的建立，与美国医学人类学家凯博文（Arthur Kleinman）的贡献密不可分。凯博文在那个时期发表的著述标志着医学人类学开始成为一个具有理论基础的系统性的研究领域——他"将复杂的医学体系、对中国文化中疾病与治疗的具体民族志分析、与象征相关的理论发展、社会建构论者的写作以及对应用医学人类学的关注熔为一炉，推动了20世纪80年代解释视角在医学人类学领域的应用"。[②]

凯博文认为，疾病是由文化建构的。在跨文化比较的基础上，面对中国文化语境中的疾病，他提出著名的躯体化（somatization）概念。他指出，中国人在面对疾病时，其所处的文化背景"决定了中国人采用一种身体性术语来表达个人和社会的苦痛"。[③]也即，中国人面对疾痛总是着眼于从自己的身体或自己身上找原因，由此疾痛成了掩盖社会问题的绝佳场地。正如他所说，"从你的身体健康状况能看出整个社会怎样"[④]。在这里，个人的疾病成了社会问题的隐喻，病人本身则成了满布社会问题的符号。

....

① 冯珠娣（Judith Farquhar）、艾理克（Eric Karchmer）、赖立里：《文化人类学研究与中医》，《北京中医药大学学报》2001年第24卷第6期，第5页。
② 张有春：《医学人类学的社会文化视角》，《民族研究》2009年第2期，第63页。
③ 凯博文：《苦痛和疾病的社会根源：现代中国的抑郁、神经衰弱和病痛》，郭金华译，上海三联书店，2008，第52页。
④ 张敦福：《哈佛大学的中国人类学研究——一份旁听报告》，《民俗研究》2009年第4期，第264页。

这一研究模式影响了一批中国人类学者，并出现了一系列研究中国精神病、自杀、艾滋病等的文章。①这些文章都涉及社会问题加诸人身上的苦难，以及影射出来的特定文化背景中的人对这些苦难的有限认知——似乎生活其中的人只会关注自己身体的生物性面向而不去思考其他。在这些研究中，病人似乎丧失了作为人的情感性和意义性的主体存在，而仅仅成为社会问题的载体。②在此，我并非贬低这类研究，我只是在思考：凯博文的研究是站在跨文化比较的立场上，从美国医学背景出发，对中国的医疗所做的审视，那么当中国学者借鉴凯博文这一思路来研究自己的文化时，该如何摘掉这一西方的眼镜？也就是说，中国医学人类学学者在研究中国医疗时，该如何驱散社会问题先入为主的迷障，继而真正见到人的身影——他们是如何思考又是如何行动的，他们的主体性何在。我在九里村了解到，村民们面对身体的不舒服，往往有一套自己的应对模式，从病因的探寻到寻医问药再到治愈。这中间，他们的解释会涉及自然、文化、社会，甚至超自然因素。基于此，我想要呈现民间疾病观念这一地方性知识，突

----

① 可参考的作品有：吴飞：《自杀作为中国问题》，生活·读书·新知三联书店，2007。吴飞：《浮生取义：对华北某县自杀现象的文化解读》，中国人民大学出版社，2009。翁乃群、杜娟、金黎燕、侯红蕊：《海洛因、性、血液及其制品的流动与艾滋病、性病的传播》，《民族研究》2004年第6期。景军：《泰坦尼克定律：中国艾滋病风险分析》，《社会学研究》2006年第5期。富晓星：《建筑业农民工群体艾滋病预防干预策略的人类学观察——以北京市为例》，《中央民族大学学报（哲学社会科学版）》2009年第1期。

② 汪新建、王丽娜：《被放逐的心理：从疾病分类体系的演进看躯体化》，《南开学报（哲学社会科学版）》2013年第6期，第67页。作者认为，在西方生物医学模式的主导下，病人已经丧失了作为有情感和意义感的个体存在，而仅仅被当作一具生物化学意义上的疾病载体。我以为这和躯体化概念引导下的疾病研究中病人的角色有一致性，只是在这里病人成了社会问题的载体。

显出民众自身对疾病的认知体系，而非把田野获得的材料置于研究背景之中使之仅仅成为阐释社会问题的基础。

事实上，凯博文的研究正是建立在对民间疾病观念进行比较的基础上的，而正因为他观察到了疾病观念的不同，才进一步关注到背后的社会文化根源。早在他的第一本著作《文化语境中的病患者和愈疗者》中，他就在田野调查中比较了美国和中国台湾的疾病观念。而他的疾病叙述（illness narrative）[①]概念，强调的也是医者对处于不同文化语境中的患者的理解之重要性，这里的"理解"主要指患者对自己疾病的解释与体验。但因凯博文的研究目的并非集中于民间疾病观念，因此在他这里，疾病观念成了其论述的背景而非系统地方性知识的呈现。

此外，也早有学者注意到民间的疾病观念并或多或少地将之呈现在研究中。这些研究主要涉及病因观及其背后的身体观。

首先是病因观。很多研究都涉及疾病的病因，其中最为常见的是探寻虚病的病因。李亦园曾在一个月内记录了220个到童乩那里看病的人，并归纳出童乩所说的几大病因：

　　——由已故亲属作祟所致。共54例，占总数的27%（即认为后代不崇敬祖先，或败光祖先所留下的家产，或无后等）。

　　——与风水问题有关。共73例，占总数的36%。

　　——由不是亲属的亡灵作祟所致。共29例，占总数的14%。

----

① ［美］阿瑟·克莱曼：《疾痛的故事：苦难、治愈与人的境况》，方筱丽译，上海译文出版社，2010。

——被别人所施的巫术所致。共6例，占总数的3%。

——生辰与支干不合而致命运不顺。共37例，占总数的18%。

——其他原因者共3例，占总数的1.5%。

以上合计为202例（其余18例未做解释，大多是由个别的、偶发的原因所致）。①

而在其之后的学者，也无外乎这几种病因观。那么，从病人的角度来说，病人何以判定这是虚病并转而寻求巫医的帮助呢？郭于华在陕西调查时，曾问及村里人生病了怎么办，什么时候去求神，什么时候去看医生。灵官庙会长严肃地说："这脑子里要有个区别了。什么病人治，什么病神治，要有判断了。比如肚子里有瘤，就得上医院治，像几天前××胃穿孔，就得上医院开刀。但是有的病，比如身子发软、不能动、吃不下、做梦，又说不出什么原因，去医院查不出病，就得让神治。总之脑子里要有数了，'邪病'靠神，'正病'还得靠国家医院。"②同样的，彭牧在湖南茶陵地区做调查时，也发现当地居民对疾病有自己的分类，他们把因鬼怪作祟而得的病专门称为"鬼病"，并寻求"梅爷"的帮助，而其他的病，则去找医生治疗。③可见民众面对疾病，并非盲目无知，而是有其自身逻

---

① 李亦园：《是真是假话童乩》，载《信仰与文化》，Airiti Press，2010，第91—105页。

② 郭于华：《民间社会与仪式国家：一种权力实践的解释——陕北骥村的仪式与社会变迁研究》，载郭于华主编《仪式与社会变迁》，中国社会科学文献出版社，2000，第347页。

③ Peng Mu，"Shared Practice，Esoteric Knowledge，and Bai：Envisioning the Yin World in Rural China"（PhD diss.，University of Pennsylvania，2008）。"梅爷"指的是当地可通灵的人士，不拘男女。

辑的——除了我们通常认为的先西医后中医，两者无效之后因无奈转而求助巫医，还存在这样的情况，即一生病便知这是虚病，求医的第一选择便是巫医，另外也不排除就医时中西医、巫医三者相互重叠的情况。这些逻辑的背后蕴含着深层的文化原因。郑志明就曾撰有《民俗医疗的病因观》《民俗医疗的诊疗法》两篇文章，详细阐明了这一观点。①

　　病因观还常常与中国的现代化进程相关，特别是与现代性卫生观念的崛起有重大关系。②传统学术中医的病因观主要建立在阴阳五行、五运六气、方土观等理论观念之上③，而非学术中医的病因观则多与上古时期人们的阴间阳间、鬼神等观念相关。不过，随着西方卫生观念及科学观念的输入，可被显微镜观察到的细菌逐渐成了疾病的起因。于是一个人生病，往往被认为与其不讲卫生的行为紧密相关。马树茂在20世纪40年代写成的论文《一个乡村的医生》中总结出5个导致村民生病的原因，其中就有3个涉及卫生问题，分别为清洁习惯不良、环境卫生不良、妇婴卫生不良，并在

· ·

① 郑志明：《民俗医疗的病因观》，载《第二届现代生死学理论建构学术研讨会论文集》，南华大学出版社，2012。郑志明：《民俗医疗的诊疗法》，载《民族遗产》2009年第2辑。

② ［美］罗芙芸：《卫生的现代性：中国通商口岸卫生与疾病的含义》，向磊译，江苏人民出版社，2007。

③ 关于五运六气的解释，参见梁其姿：《宋代至明代的医学》，载梁其姿：《面对疾病：传统中国社会的医疗观念与组织》，中国人民大学出版社，2012，第7页。文章指出五运由五行和十天干构成，被认为是地的因素；六气包括风、寒、热、湿、燥、火，属于气候因素。通过演算五运六气可预测个人的疾病以及时疫的发展，其法也适用于药学。方土观也可参见该书中收录的梁其姿的《疾病与方土之关系：元至清间医界的看法》第148—217页。而马伯英在《中国医学文化史》中称两者为"五运六气致病说"和"五方疾病论"，参见该书第407页。

后文中强调了该村卫生情况、村民卫生观念之糟糕。①由此可见，不讲卫生逐渐成为学者眼中致病的主因。

病因观又体现着中国人的身体观。中国人的身体不仅仅是身体，而是有心的身体。身心合一的人，作为一个独立的小宇宙，和外部环境这个大宇宙联系在一起，构成了中国人整体的宇宙观。且万物皆由气化成，于是不管是人体内部的五脏六腑、奇经八脉、体液，人体外部表现出来的脸色、发色，还是环境中的阴气、阳气，抑或鬼神，甚至天，都可连通。再加上五行相生相克的循环观念，可以说这就构成了一个无限循环而又生生不息的生命圈。②所以对中医来说，所谓"'辨证论治'，则永无不治之症"③。

这样的整体观也可见于民众对身体的实践中。所谓"牵一发而动全身"，这句话对中国人来说实在是耳熟能详。头发是人身体的一部分，甚至须、爪也可入药、施咒，于是人们便会细心保存这些东西，因为身上的任何一部分即便是在脱落、剪掉后也仍与自身息息相关，甚至会影响到转世。④当年传教士医生在中国治疗病人时一度无法理解中国人的怪异行为，比如美国传教士伯驾曾为一名割了舌头的年轻人治疗，治疗后把他的舌尖带回医院浸在酒精里做了样本，然而这位年轻人死后，他的兄弟便去医院

----

① 马树茂：《一个乡村的医生》，北大论文库，1949。
② 马伯英：《中国医学文化史》，上海人民出版社，2010，第410页。
③ 雷祥麟：《负责任的医生与有信仰的病人——中西医论争与医病关系在民国时期的转变》，载李建民主编《生命与医疗》，中国大百科全书出版社，2005，第480页。
④ 江绍原：《发须爪——关于它们的迷信》，中华书局，2007。书中详细介绍了中国人关于发须爪的各种观念与实践。

把舌尖要了回来，理由是死人必须全尸下葬。①可见中国人的身体中既包含着实体性的可感知的身体，也包含着只可意会不可言传的灵性的身体，这在西方传教士看来是极度困惑的事。可在中国人看来，这是再自然不过的，虽然说不明白，但只要这么做就行了。因此当一个人生病时，他便会在这两个身体之间探寻病因及治愈之道。

事实上，从上述病因观与身体观的分析中已然可知，民间疾病观念与当地的社会、文化背景息息相关，本身就是一套系统性的地方性知识。但综观以上有关中国医疗的研究成果，或是从文献角度书写宏观、微观医疗史，②或是从人类学强调的田野调查出发，再以地方性个案方式进行呈现，且其个案多涉及对医者、疾病与社会问题、医患关系、中西医关系等的研究，③专门从病患者角度出发来描写疾病观念这一地方性知识的，则少有人涉及。有关这类地方性知识的描写，多散落在一些小说、野史中，且也多是只言片语，比如《搜神记》中就有这样的记载。④此外，虽然也有学者

①　该案例转引自颜宜葳、张大庆：《疾病谱与治疗观——早期教会医院的案例分析》，载余新忠：《清以来的疾病、医疗和卫生：以社会文化史为视角的探索》，生活·读书·新知三联书店，2009，第123页。

②　宏观医疗史方面如陈邦贤等的著作。微观医疗史方面如关于疾病史的研究可参考余新忠的《清代江南的瘟疫与社会：一项医疗社会史的研究》《清以来的疾病、医疗和卫生》、梁其姿的《中国麻风病概念演变的历史》等。关于巫医的研究有李小红的《宋代社会中的巫觋研究》、林富士的《汉代的巫者》等。关于中西医之间历史的研究有陶飞亚《传教士中医观的变迁》等。

③　关于这方面的研究可参考李沛容的《医疗的现代性，藏族择医之嬗变——以木里藏族自治县桃巴乡为例》、乌仁其其格的《蒙古族萨满医疗的医学人类学阐释》、朱清落的《乡村医生·父亲——乡村医患关系的变迁（1985—2010）》、李亦园的《是真是假话童乱》、凯博文的《疾痛的故事》、马树茂的《一个乡村的医生》等。

④　《搜神记》中的《白头鹅试觋》《管辂筮郭恩》《郭璞以白牛治病》《华佗治疮》等篇，均显示出民间医疗实践的多元化。

在研究中提到巫医等民间医疗，但这更多的是作为民间信仰研究或中医研究的一个点缀而非主角，更别提病人在其中的角色了。于是与民间医疗关系最为密切的民众反而失声了。在此我要强调两篇文章，一是《我忧郁，因为我卡阴——忧郁症患者接受台湾民俗宗教医疗的疗愈经验》，他尝试从病人的角度来书写医疗史，给我以启发。①二是岳永逸的《忧郁的民俗学》，其中关于其母亲得病、治病的过程，以及作者本人徘徊在现代与传统医疗系统之间的纠结，都让我得以观照日常生活中的病者及其家人所处的状态。②

　　"中国医学不是被指迷信不科学，其价值仅在于（不能用科学解释的）经验，就是反动式地被吹捧为博大精深、源远流长、无所不能的中国式科学。在两个极端之间几无讨论的余地。"③关于中国医疗的研究，固然会涉及其文化语境，比如民间信仰，包括原始信仰、道教、佛教、儒家，甚至风水、阴阳、气等玄学或哲学概念。虽然有些情况确实无法用西方科学来解释，但人们的生活实际上并不需要符合西方科学的完美解释，所谓的灵不灵、好不好用才是最重要的。当然在此我也无意对民间疾病观念证伪，我想要呈现的是日常生活中普通民众如何在疾病观念这一地方性知识中与疾病抗争、共处。

. . . .

① 陈思桦：《我忧郁，因为我卡阴——忧郁症患者接受台湾民俗宗教医疗的疗愈经验》，慈济大学硕士论文，2006。
② 岳永逸：《忧郁的民俗学》，浙江大学出版社，2014，第56—128页。
③ 梁其姿：《面对疾病：传统中国社会的医疗观念与组织》，中国人民大学出版社，2012，代序第7页。

四、研究视角：作为地方性知识的疾病观念

　　具体而言，民间疾病观念这一地方性知识是当地民众在一定文化结构基础上，对疾病的感知、分类、治疗等，它表现为一个庞杂的、不断容纳吸收运动着的系统，是民众在日常实践中融合了民俗医疗、中医、西医等的产物。

　　美国民俗学者哈弗德（David J. Hufford）曾专门对民俗医疗（folk medicine）进行过阐释。但他所定义的民俗医疗，指的是与美国官方医疗体系相对立，除西方科学性医学之外的所有医疗，包括中医、宗教疗法等。围绕该定义，他的研究涉及民俗治疗师、疾痛、病因观等。[①]在西医崛起的时代，西方社会中的民俗医疗也逐渐被边缘化甚至被视为异端——民俗医疗似乎只存在于边缘群体或孤立社区中，并且只有文化水平低、贫穷或落后的人群，才会使用民俗疗法。[②]面对这样的刻板印象，哈弗德在田野调查的基础上提出了反驳。他认为，研究民俗医疗不仅仅是研究医疗本身，更是要将其置于文化语境中来整体观照。同样，研究个体健康信仰系统（health belief system）的建立，除考虑个人经验之外，亦要将其与共

[①] Bonnie B. O'Connor, David J. Hufford, "Understanding Folk Medicine," in *Healing Logics: Culture and Medicine in Modern Health Belief Systems*, ed. Erika Brady（Logan: Utah State University Press, 2001），pp.14, 26. "folk healer" 包括助产士、按摩师、针灸师、接骨师、宗教者等。病因观有道德因素、超自然因素、失衡等。

[②] David J. Hufford, "Folklore and Medicine," in *Putting Folklore to Use*, ed. Michael Owen Jones（Lexington: University Press of Kentucky, 1994），p.117.

识性（consensual）的知识背景相联系。①可见哈弗德把民俗医疗视为一个整体的知识系统，②且这个知识系统"并不局限于某个地域或某个固定人群，相反，它代表了一种应对疾病的普世性的努力方式，这种方式远远超出现代医学的能力"③。哈弗德的最终目的，是想为民俗医疗正名，并把这种治疗方法连同其文化置于与官方医疗及其代表的主流文化同等的位置上。

台湾学者郑志明也持类似观点。他撰有《民俗医疗的病因观》《民俗医疗的诊疗法》两篇文章，详细阐述了民众病因观的深层文化原因及在此基础上对病症的诊断、治疗。④但他概念中的民俗医疗不包括中医，他认为民俗医疗体系与中医体系之间有着复杂的关系，且在长期发展中吸收了哲学与医学的相关理论，因而经久不衰。他指出：

> 民俗医疗带有着浓厚的巫术与宗教色彩，昔日被视为不科学的迷信而排斥之，但是从医学人类学的立场来看，传统社会有其自成文化

① Bonnie B. O'Connor, David J. Hufford, "Understanding Folk Medicine," in *Healing Logics: Culture and Medicine in Modern Health Belief Systems*, ed. Erika Brady（Logan: Utah State University Press, 2001）, p.124.

② David J. Hufford, "Folk Healers," in *Handbook of American Folklore*, ed. Richard M. Dorson（Bloomington: Indiana University Press, 1983）.

③ David J. Hufford, "Folk Medicine in Contemporary America," in *Herbal and Magical Medicine: Traditional Healing Today*, ed. James K. Kirkland, Holly F. Matthews et al（Durham: Duke University Press, 1992）, pp.14—15.

④ 郑志明：《民俗医疗的病因观》，载《第二届现代生死学理论建构学术研讨会论文集》，南华大学出版社，2012。又见郑志明：《民俗医疗的诊疗法》，载《民族遗产》，2009年第2辑。

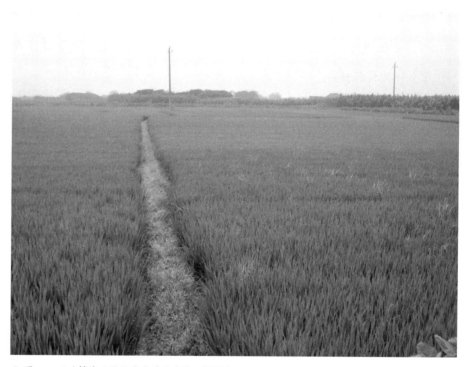

◎ 图1.4　旧时村落里的秧苗地（沈燕敏　摄影）

系统的医疗体系，是在其固有的文化系统下发展出有关健康、疾病与医疗等理论与技术；是经过长期社会化学习，带有着社会集体共识下的认知过程与表达过程；是在文化制约与指导下的医疗系统；是以社会中的价值规范与精神伦理，作为观念与行为的准绳；是人们衣食住行、精神、物质等总体表现。[1]民俗医疗主要包括了医疗观念与医疗

<hr />

[1] 张珣：《疾病与文化：台湾民间医疗人类学研究论集》，稻香出版社，1989，第37页。转引自郑志明《民俗医疗的病因观》，载《第二届现代生死学理论建构学术研讨会论文集》，南华大学出版社，2012。

行为，行为是紧扣着观念而落实成形，观念则是文化中深层的意识结构，是长期生活智慧的累积与建构，其医疗行为的背后反映了传统文化整体的价值世界。①

在此我无意对民俗医疗进行界定，民间疾病观念也并非某一医疗体系下的观念。我想强调的是民间疾病观念背后的文化和价值观——看似非理性的医疗选择实则自有其逻辑。针对日本人在日常生活中的卫生习惯，以及在中医、西医、宗教医疗等不同医疗体系间的选择，日本人类学者大贯惠美子从象征人类学的视角深入解析了当下日本人的疾病观念及其背后的日本人原有的基本的象征构造，比如内与外、洁净与污秽等二元结构。通过疾病观念，她观照的是"日本人的世界观，特别是在受到西方或中国文明等外部世界影响下的日本人群体的自己观，也即宇宙观之基础上的观念"②。相对这种偏向结构性的分析，台湾学者张珣的研究则更倾向于用当地人的话语来阐释当地人的疾病观。她借用"常识""在地生物学""身体感"等关键概念，对台湾地区民众习以为常的"虚"的身体经验进行了研究。她发现，"虚"不属于任何一个医疗体系，"民众所称说的虚，是一种身体感觉，而不是中医的虚症，也不是西医的神经衰弱（neuroesthenia）、恐慌症（panic disorder），或身心症（somatization），但是又涵括中医的虚，与西医的神经衰弱"③。且这

① 郑志明：《民俗医疗的病因观》，载《第二届现代生死学理论建构学术研讨会论文集》，南华大学出版社，2012。
② 大贯惠美子：《日本人の病気観：象徴人類学的考察》，岩波书店，1985，第14页。
③ 张珣：《日常生活中的"虚"的身体经验》，《考古人类学刊》2011年第74期，第44页。

种融合了各个医疗体系的"虚"的疾病观念，建立在民众的身体感之上，这种身体感"于人们的生长过程中，于身体长期与文化环境的互动中养成"①。由此，要说明这样的身体感，就需从被研究者的角度出发，张珣在文中也强调了自己的局内人身份。具体到我要研究的母亲选择去关仙这样的事情背后，则涉及她感知、应对疾病的身体感以及孕育了这一身体感的地方文化，它如何在吸收外来文化的同时保持着它在村民生活中的有效性及日常性，而这种有效性和日常性又如何反过来促成这种身体感的养成。在此需要解释的是，这个身体机制究竟是如何起作用的。也就是说，患者的思与行、直觉与感受是怎样一个过程。在这一点上，与张珣一样，我的局内人身份为我提供了便利，但其文章重在解释作为结果的"虚"本身，而非民众身体感中"虚"的过程，因此文中并未过多体现研究对象在选择过程中的主体性。

　　哈弗德在研究民俗医疗时，曾强调研究者与被研究者之间没有"我们"与"他们"之分，认为在理解病人心中所想的基础上与之探讨，才能真正明白他们的逻辑。②而且事实上，他们的治疗逻辑与我们的并没有不同。③简单而言，即要站在民众的立场来理解他们疾病观念的地方性知识，比如哈弗德虽然提出了"民间疾痛"（folk illness）这个词，但他同时也强调，这是一个因需要而建构的词，在运用这个词时要注意这种疾痛并非

---

① 余舜德主编《体物入微：物与身体感的研究》，（新竹）"清华大学出版社"，2008，转引自张珣《日常生活中的"虚"的身体经验》，《考古人类学刊》2011年第74期，第22页。

② David J. Hufford，"Folklore and Medicine，"in *Putting Folklore to Use*，ed. Michael Owen Jones（Lexington：University Press of Kentucky，1994），p.123.

③ 同上书，p.124.

是"真"的疾病的对应词，而且民间往往存在着各种各样的地方性词汇来形容这种疾痛。①但综观其研究，我们看到的民俗医疗系统始终是静态的存在，民众究竟如何在各个民间医疗分支系统内穿梭，这种地方性知识又是如何传承或变迁的，对此，我未能从其研究中找到答案。在此值得一提的是布莱迪（Erika Brady），她也就民间多种医疗系统之间的共存现象做过探讨，认为"人们通过接受的各种权威性的资源来构建自己的健康信仰系统，这些来源包括社区或民族的传统、教育、精神信仰、个人经验、对正规医学目标和方法的感知"②，并提醒医者要站在病人的立场来理解这些权威性的力量。③在这里，布莱迪注意到了患者的主体性及建构的过程性。

事实上，地方性、传承性、身体性一直是民俗学的关键词。刘铁梁认为民俗学是一门建立在研究者与被研究者双方之间平等交流的主体间性的感受之学，这就要求研究者通过身体去感受被研究者的生活。此外，他还提出"民俗"不仅是民俗学研究的内容，更是民俗学研究的视角，"通过民俗来观察一定地域和人群的生活，考察他们在那里一代代传承的文化"。这里强调的民俗视角，更是离不开生活中具体的人群与个人。④在这样的启发下，我尝试以局内人的视角，关注患者求医问药的过程，以求比较系统地展现患者的治疗逻辑，并在此基础上呈现该地区疾病观念这一地方性知识。不过在此需要指出的是，因学识、精力有限，再加上疾病观念

----

① Bonnie B. O'Connor, David J. Hufford, "Understanding Folk Medicine," in *Healing Logics: Culture and Medicine in Modern Health Belief Systems*, ed. Erika Brady (Logan: Utah State University Press, 2001), pp.24—25.

② 同上书，Acknowledgments, p. vii.

③ 同上书，Introduction, p.4.

④ 刘铁梁：《感受生活的民俗学》，载《民俗研究》2011年第2期，第21—27页。

本身带有的地方性，我在文中所指的疾病观念更多的仍是指向与地方信仰相关的民俗医疗系统。我着重从患者的角度，以患者所认为的"假病"为切入点探讨患者的就医行为。当然在这中间，不排除患者寻求西医、中医的帮助。

民间疾病观念作为一种地方性知识，对一个地区民众的影响是潜移默化的。民众生活其中，悠然自得，大多知其然而不知其所以然。千百年来，这种地方性知识就这么一代代传承下来。然而，它究竟是怎样一张网，可以如此细密地贯通于民众的真病与假病之间，影响他们的求医行为，同时也影响他们的日常生活。它又是如何运转传承的，是通过观念的灌输还是实践的教授。面对这些未知，我将从民众的角度出发，将民间疾病观念本身视为研究主体，尝试较为全面地展现这一系统性的地方性知识。

2

九里村：家乡与田野调查地

记忆中的水乡生活总离不开这两个地方：九里河与湖墩庙。如今，家乡的人们依然"信巫鬼，重淫祀"，通过关仙婆，连接着模糊的隐形的世界，也连接着先民的世界。

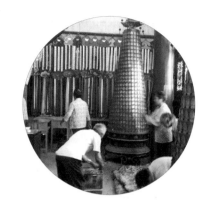

个人对家乡的定义是会变化的。从一个小小的屋子、一条小小的河，到邻村、隔壁小镇，再到附近的大城市甚至国家。随着田野调查的展开，我越发意识到，家乡既可以是一个实际的地域范围，也可以是一个共享某种地方性知识的无形的圈子。我这里所谓的家乡不仅仅局限于我出生的小村胡家里，同时也包含着胡家里附近的几个村落。它们以村庙为中心，信仰着共同的地方神，共享着同一套地方性知识。更确切地说，这里的家乡即我的田野调查地点，是以湖墩庙为信仰对象的祭祀圈。该祭祀圈主要沿九里河两岸分布，为后文叙述方便，我将这一片区域统称为九里村。

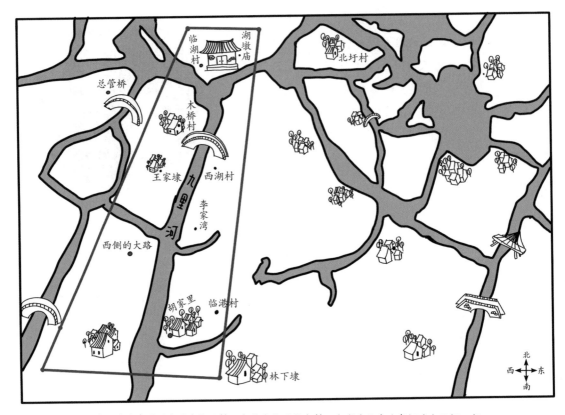

◎ 图2.1　画线区域为我的调查区域九里村。湖墩庙位于临湖村，湖墩庙往南这条河为九里河。胡家里为我家所在地（黄洁　绘制）

一、村名里的水乡泽国

　　九里村坐落在美丽富饶的杭嘉湖平原上，地处湖州市德清县东南部，东与桐乡市毗邻，南与杭州余杭区接壤，距湖州市区约60公里，距杭州市区约30公里，因此我们往往去杭州市多于湖州市。事实上当地人对湖州市的归属感并没有那么强烈，更多的是称自己为德清人，也许是这片土地历来就是交界处之故。早在春秋时期，此地便是吴越两国的交界处。《吕氏春秋·知化篇》有言："夫吴之与越也，接土邻境，壤交通属，习俗同，言语通。"生活在这片土地上的普通百姓对国家的行政界限也许并没有那么在意。具体而言，我上文提到的九里村，就调查区域来说，包括了临湖村、木桥村、西湖村、王家埭、李家湾与临港村，主要为沿着九里河南下的一条狭长地带（参见图2.1）。

地名里往往包含着很多重要的信息。以九里村的临港村为例，临港村在行政区域上下辖11个自然村：林家兜、东家兜、漾郎、林下埭、毛家兜、都坝、石斗、胡家里、汇兜、溪下、西湾。"兜"字有"挡住、堵截"①之意；"郎"通"廊"，②可谓走廊、通道；"埭"表示"以土堰水也"，③即用土拦水之地；而"斗"字，"十升也，象形，有柄"，④是一种量具，这里的"斗"估计是取其形状；"坝"即堰，截河拦水的建筑。⑤可见这是一个水网密布的地方。此外，这里也曾分布着单姓聚集的村落，比如胡家里、王家埭等，如今这些地方的村民也主要以该姓村民居多。

而当我们将视野从临港村扩展到附近其他村落时，还可以看到其他有趣的村名，在此我仅举三例试加以说明。图2.1有北圩村这样带有"圩"字的村名。这与唐朝末年长江以南低地的开发有关。对长江三角洲的开发，始于在低湿地中开挖网格状的水路即塘浦。随后为了维持排水的功能，每

----

① 李格非主编《汉语大字典》，四川辞书出版社、湖北辞书出版社，2000，第135页。
② 张玉书等编《康熙字典》，上海书店出版社，1985，第1420页。
③ 同上书，第245页。
④ 许慎撰《说文解字大字本：卷十四上》（斗部），徐铉校，中华书局，2013，第208页。
⑤ 李格非主编《汉语大字典》，四川辞书出版社、湖北辞书出版社，2000，第239页。

年冬天到了枯水期，就要对水路进行疏浚。而开挖出来的泥土则被沿着水路堆积到堤防旁边，由此逐渐形成了人工的土地。那种周围被塘浦及堤防所包围的人工地形被称为圩或围，其内部的耕地即圩田（围田）。[①]此外还有一图、二图这样的村名，"图"字可追溯到明清时期的一项土地登记制度，即鱼鳞图册[②]。另外还有柏里、胡家里这样带"里"的地名。事实上，在老人们的记忆中我家所在的地方曾被称为六家里，可见"里"字亦是一个村落名称中常用的字。这里的"里"，或许可就近追溯至明朝实行的里甲制度。据《明史·食货志》记载，"以一百一十户为一里，推丁粮多者十户为长，余百户为十甲。甲凡十人"，依据这一制度编订的各地人口的户籍册也被称为黄册。鱼鳞图册和黄册共同构筑起了明朝政治统治的基础。

　　如此多的村落，村落与村落间的分界线似乎是不言而喻的，但关于田野调查区域范围的划定却一直困扰着我。村落的地域界定，是村落调查最重要的起始步骤，然而当涉及该地民众的精神世界时，我发现明确的地域界线划分是失效的。首先，村落是开放的，它持续不断地与周围的村镇、城市发生着关联。当以疾病观念为主线去庙里访谈，以参加村庙活动的人为主确定地域时，我发现其人员分布地域太广，甚至有来自其他市和县的民众。其次，在日常生活中，村民们对村落之间的分界线并不在意，而即

. . . .

① ［日］滨岛敦俊：《明清江南农村社会与民间信仰》，朱海滨译，厦门大学出版社，
　2008，第170页。具体可参见《商业化和乡脚的形成》这一节内容。
② 为了确定业户地权、确保官府田赋征收，明朝曾分别在洪武年间和万历年间大规模丈量
　农田，涉及每块农田的大小、等级、业主等，登记成册，因绘成的图册看似一片片鱼
　鳞，故名鱼鳞图册。

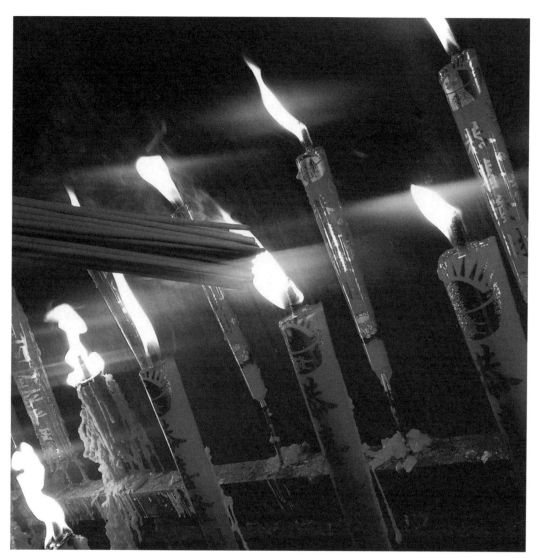

◎ 图2.2　大年初一湖墩庙烧香（陈苗　摄影）

便就此得到了村民的回答，且与行政地图上的划分无异，这对我的研究来说意义也不大。于是，究竟该如何找到一个既有地域区隔又有精神共鸣的村落共同体成了我的困惑。

　　不料生活中一次意外的葬礼给了我答案。葬礼上有一个重要的步骤即"报庙"，也就是将亡者上报给村庙里的土主老爷。村民们并不能说清各个村落分别要去哪个村庙，但是他们都知道自己死后要去哪儿报庙，并认为自己村为这个庙的庙管。就像胡家里的村民们所说，"湖墩庙是我们这儿的，我们胡家里①都是它的庙管，但也不是整个临港村都是"。可见，这里有了区别于行政区域划分的为村民们所共识的"村界"。这里的"村界"，即庙的管辖区。庙不仅管理着村民的日常生活，也管理着村民死后的阴间生活。因此我所谓的祭祀圈与林美容的祭祀圈是有所差别的。在她的概念里，祭祀圈是"为了共神信仰而共同举行祭祀的居民所属的地域单位"，只要在土地公、地方保护神、三界公、孤魂野鬼的共同祭祀中，有其中一个共同祭祀的对象即可谓祭祀圈，且"其范围都有一定的清楚的界线，界线之内的居民就有义务参与共同的祭祀"，比如各家各户都要分担祭祀费用等。②随之，她将祭祀圈按范围大小进行了层级划分，分别为部落性、村落性、超村落、全镇性的祭祀圈。③但当祭祀圈的界线具体到村落时空时，它究竟在哪里，我未能从其文中得到答案。在九里村，这一界线是依报庙而定的，也就是说是以土主老爷的辖区来划分的。所以，我文中祭祀圈内的人群并不以同姓、同祖籍等属性来划分，而是以其死后所属的地域来划分。

----

① "我们胡家里"指的是胡家里整个村，包括里面的村民都是它的庙管。临港村是大村，包括胡家里，胡家里是"里"，比村小一级。

② 林美容：《由祭祀圈到信仰圈——台湾民间社会的地域构成与发展》，载张炎宪主编《中国海洋发展史论文集：第三辑》，"中央研究院"三民主义研究所，1988。

③ 同上。

结合村民们的说法，西边以大路为界，东边以林下塝为界，北边张家塝①部分为湖墩庙庙管，南边外口往南已为杭州市辖区，最后确定下来这样一片区域。可见，若想要弄清长三角地区的村落共同体，从村民的民间信仰出发不失为一个选择。

二、九里村的总管神

说到江南地区的民间信仰，总管神是不可逾越的话题。"总管神是江南三角洲农村最为常见的土神……土地庙主神中最为普遍的是总管神。也就是说，小聚落（村）中没有庙，数个聚落联合在一起，共有一个土地庙（总管庙）。"②在湖墩庙，村民们偶尔会称呼其主神为"总管大神（人）"③，而在庙的附近还有一座总管桥（参见图2.1）。

据村里的老人说，该庙已有800多年历史，庙里主神为"通灵侯皇小福"，由某朝皇帝④敕封。若上溯800年，则为南宋时期。但据有的学者考证，总管信仰的"总管"称号，来源于元代海运船团队指挥官的称呼。且元末，已出现了"总管"之称的地方神，这些地方神都有保佑水运、漕运

----

① 就在临湖村往北。
② ［日］滨岛敦俊：《明清江南农村社会与民间信仰》，朱海滨译，厦门大学出版社，2008，第139页。作者将江南地区的这一信仰称为"总管信仰"，参见同书第61页。日语中的"土神"为土地之神的意思，也即土地神，但土神和总管并非同一个神。
③ 在当地方言中，神与人发音相同，故不知此处为神还是人。
④ 村民们并不能说清是哪个皇帝。

的传说。此外他们还有自己的子孙，正是在子孙们的编撰下，总管神拥有了宋元时的灵验和封爵等传说。①清朝康熙年间《德清县志》记载了"显佑侯庙"，其中便有"元封为显佑侯湖州路总管"一说。②可见九里村的"通灵侯皇"也有可能在元朝时出现。

到了明朝，对漕运的重视、对祭祀的改制，在很大程度上促进了江南地区总管信仰的兴盛。明朝洪武元年（1368年），朱元璋在全国范围内对祭祀制度进行改革，"命中书省，下郡县，访求应祀神祇，名山、大川、圣帝、明王、忠臣、烈士。凡有功国家，及惠在民者，具实以闻，著于祀典，令有司岁时致祭"③。明朝洪武二年（1369年），他统一城隍祭祀制度，并将之纳入国家祭祀体系中。明朝洪武三年（1370年），他开始禁淫祠，普通百姓只许"祭先祖，岁除夜祀灶神"，且禁止"巫觋、扶鸾、祷圣、书符、咒水诸术"，④同年又令革去城隍之神的爵号，除去城隍庙内各种神像，且"诏天下府州县立城隍庙。其制高广，各视官署厅堂，其几案皆同，置神主于座"。⑤《永乐大典·湖州府》内就有记载，"德清县城

---

① ［日］滨岛敦俊：《明清江南农村社会与民间信仰》，朱海滨译，厦门大学出版社，2008，第102、82页。

② 侯元棐、王振孙等：《中国方志丛书·德清县志》，成文出版社，1983，影印本，第144页。

③《明太祖实录》卷三十五，洪武元年十月丙子条，"中央研究院"历史语言研究所，1982，第632页。

④《明太祖实录》卷五十三，洪武三年六月甲子条，"中央研究院"历史语言研究所，1982，第1037、1038页。

⑤《明太祖实录》卷五十三，洪武三年六月戊寅条，"中央研究院"历史语言研究所，1982，第1050页。

隍之神……撤去塑像，画云山图于正壁中，设木主几案，仪如公署"①。
而在乡村虽有里社坛、乡厉坛的祭祀规定，但这些祭祀也是由里长等官
员来执行，还需向本县城隍祭告。可见，这完全是仿照官府的体系建立
起的一套鬼神管理体系。"但乡村一级的共同祭祀、信仰，实际上仍是多
年以来就牢固存在的有着神像，因而有其庙屋、祭祀特定人格神的'土地
庙'"，②于是在乡村虽有"坛"的祭祀规定，但事实上村民们信仰的仍
是之前土地庙中的地方神，就九里村而言，则仍是"总管大神（人）"与
"土主老爷"③。

　　因明朝洪武三年祭祀政策的改制没有民众基础，在当时虽得到一定
的实施，但到了明朝中期，禁令稍弛，曾被偷偷藏起来的神像或重塑的新
神像便又回到庙里。不过，当年的政策在民间的实施情况仍可找到些许痕
迹。每当九里村的村民在庙里举行佛会活动时，就会邀请当地道士前来拜
忏，道士们仍会写"某庙土主某城隍之神祇下"这样的字样。葬礼的超度
礼忏上写的则更为具体，按照"某省某府某县某乡某都某村某庙土主某城
隍"这样的格式写作（参见图2.3）。图中写的是"浙江省湖州府德清县金
鹅乡第十四都松溪村湖墩庙土主明玉城隍社下居住"。在此之前，我并不

---

① 《中国方志丛书·华中地方·浙江省湖州府》，据《永乐大典》本影印，成文出版社，
　　1983年，第261页。
② ［日］滨岛敦俊：《明清江南农村社会与民间信仰》，朱海滨译，厦门大学出版社，
　　2008，142页。
③ 滨岛敦俊在湖州市莫蓉乡兴隆桥行政村调查的时候也遇到当地人有"土主"一称。据当
　　地村民说，因为要抬老爷，故用木像，且明王廷相《慎言》中有"土主木偶"事例，因
　　此认为其可能是木像。但究竟"土主"是否为土地神或土地公的多样化称呼之一，则持
　　怀疑态度。见《明清江南农村社会与民间信仰》，第161页注释3。

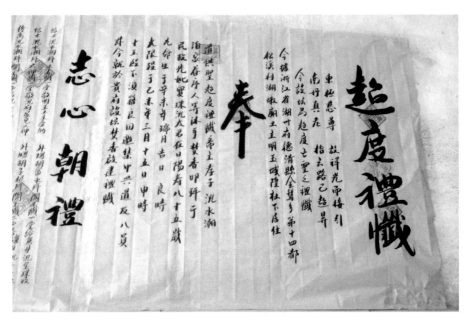

◎ 图2.3   葬礼上的超度礼忏。2015年6月19日摄

知晓我的家乡还曾有金鹅乡、松溪村这样的名称，且在田野调查中，老人们也未曾提到过这些地名。不过我在清朝康熙年间的《德清县志》上得到了证实，"十四都去县七十二里六村"[1]中就有关于金鹅乡、松溪村的记载。此外，村民报庙的对象为村庙中的土主老爷，土主老爷及其手下主要管理亡者的户口，并根据其生前功过进行审判。在村民口中，土主殿类似于阳间的衙门，"土主"一词许是"各视官署厅堂，其几案皆同，置神主于座"中城隍神主的变异。以此观之，明朝的祭祀政策仍对村民们有着深远影响。

⸻⸻⸻⸻⸻⸻⸻⸻

① 侯元棐、王振孙等：《中国方志丛书·德清县志》，成文出版社，1983，影印本，第83页。

　　"总管信仰"需要有三个条件，生前义行、死后显灵、（伪造在内的）王朝敕封（占绝大多数），而且这三者都离不开其世代为巫觋的子孙后代们为他们的祖先即总管编造的传说。[1]我以为子孙一说有待商榷。据村里老人说，九里村的"总管大神（人）"姓潘，生前并没有留下后代。而在我查阅相关地方志时，也并未找到生前有过义行的潘姓人。"总管大神（人）"有其香灯[2]，却并非其子孙。香灯的选择，有着极大的随意性。不过村民有寄拜[3]神为干爹的习俗，神会将自己的姓赐予干儿子或干女儿，从这个层面来说，倒也可以说是他的子孙。

　　香灯的存在，为"总管信仰"蒙上了一层神秘的色彩，也为它招来了"淫祠"之名。《元典章·新集·刑部·刑禁·杂禁》中有元朝至治元年（1321年）记录的"禁庙祝称总管、太保"一条，"江淮迤南风俗，酷事淫祀。其庙祝、师巫之徒，或呼太保，或呼总管，妄自尊大，称为生神，惶惑民众，未经禁治"，于是对其进行了惩治，"如有违反之人，事发到官，量事轻重判罪相应"。明朝正德年间的《江阴县志》极力批判了当地的"淫祀"与"师婆"，"民笃信之，多谢医绝药。强与之则受而覆之隐处，往往因剧而毙则仍自咎事神之弗谨，终以不悟"[4]。事实上，从吴越、

---

① ［日］滨岛敦俊：《明清江南农村社会与民间信仰》，朱海滨译，厦门大学出版社，2008，第82、102页。

② 香灯，方言，指的是作为神人媒介的关仙婆。

③ 所谓寄拜，即给五行不全的小孩"出姓"。五行不全的小孩被认为不好养活，便需要将其寄拜给别人，改为他人的姓，再另起一个名字，由此才能平安长大。寄拜的对象，人和神皆可。

④ 黄傅：《中国地方志集成·善本方志集·第一编正德江阴县志》卷七，凤凰出版社，2014，第494页。

楚越之地开始，江南地区就有着深厚的"信巫鬼，重淫祀"①习俗。而就巫与医的关系来看，"从远古至六朝，巫、医一直密不可分"②，直到宋朝儒医兴起之后，巫、医才被刻意分离。此时，"古代医学传统的某些方面却日渐被边缘化，尤其是那些被认为是技术性的、'手艺的'或 迷信的，如针灸、眼科、其他外科技术和巫术"③。而"文人医家也通过越来越多地涉足文本和认为诊脉、处方才是正确方法的理论，以及把其他用手的技术丢给'俗医'，把自己和目不识丁的从医者拉开距离"④。明清时期，江南地区儒医发展兴盛，再加上上文提到的"禁淫祀"，巫与医距离便越发拉大。但直到民国时期，德清县志仍有"女巫俗称关仙婆，乡农病，多关仙（如查家宅、请保许类）"⑤的记载。此外，德清还是清朝著名的"叫魂案"的发源地。当我问起父亲可知道以前的木匠师傅能暗中害人时，他笑着说："我小的时候是这么听说过，不过现在的木匠师傅肯定不会这么做了。"可见巫风之流言很难随着时间的流逝而完全消失。

如今，家乡的人们依然"信巫鬼，重淫祀"，通过关仙婆，连接着模糊的隐形的世界，也连接着先民的世界。在村民们的信仰生活中，村庙

① 班固：《汉书：第28卷·地理志》，颜师古注，中华书局，1962。
② 梁其姿：《面对疾病：传统中国社会的医疗观念与组织》，中国人民大学出版社，2012，第14页。
③ 同上书，第12页。
④ 同上书，第15页。
⑤ 丁世良、赵放主编《中国地方志民俗资料汇编·华东·中册·德清新志》，书目文献出版社，1995，第746页。

及以"总管大神（人）"为首的"菩萨们"①，千百年来一直保佑着这方水土。

三、变迁中的水乡生活

记忆中的水乡生活总离不开这两个地方：九里河与湖墩庙。它们从物质和精神两个方面满足了当地人日常生活之所需。

小时候曾问过大人，这条河为什么叫九里河，他们都回答说，因为它有九里长。确实，按照地图的比例尺来看，这条河长约九里。我们村地处江南水乡，家家户户出门便是河，河边拴着几艘独木舟或水泥船。人们的生活离不了河。一年四季，衣食住行，都与河相关，夏季尤甚。

早晨起来，走到河边，早已有人在那儿刷牙洗脸，顺便淘米。再过一会儿，就有人拎着篮子来河边洗锅碗瓢盆，也有人端着脸盆出来洗衣服了。互相打个招呼，边干着手里的活儿，边微笑着或皱着眉头聊起天来，聊自己的事、家里的事，或者村子里的事。忙过这一阵，河堤就会恢复平静。直到中午，又迎来一小波人潮。不过真正的人潮高峰是在傍晚。这时，除了大人，小孩子们也纷纷出来了，游泳的、玩水的，还有抓鱼抓虾

---

① 这里的"菩萨"包含着佛道及地方神，凡是庙里存在的都可称为菩萨。正如广田律子在《"鬼"之来路：中国的假面与祭仪》中所说："菩萨，意味着信仰的综合体，即使它已远离佛教，依然受到中国民众的崇信，这也可谓傩神的全知全能的神格，是与佛教的菩萨相结合的结果。"可参见其书第14页。

的。大家像是商量好了似的，总是在差不多同一时间来到这里，既是干活也是休息。于是每每这个时候，河堤上就热闹非凡，有人站着，有人坐着，有人在水里泡着，还有人直接往河对岸游去。往往此时，河对岸也是很热闹的，于是经常就会上演隔河喊话这样的剧目。那时，我的一个小伙伴就住在河对岸，在电话还未普及的年代，每当我要找她说话，便往河对岸喊去，接着便会看到有人小跑着帮我去叫她（参见图2.4）。

若是傍晚在河堤上坐上一回，你就能听到很多发生在这个村子里的事。大家喋喋不休地讨论着，谁家有人生病了，谁家有人去世了，谁家吵架了……零零散散，没有停歇。太阳渐渐下山，天色擦黑，老人们的叫喊声纷纷响起——"吃饭嘞！"似乎还有那么点恋恋不舍，大人、小孩仍是

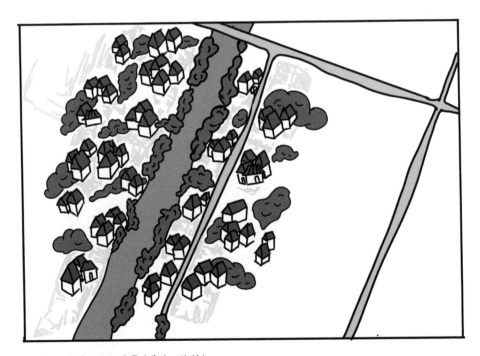

◎ 图2.4　胡家里和河对岸（黄洁　绘制）

要再待上一会儿才渐渐散去。

这条河是人们日常生活的据点，也是灌溉稻田、桑地的功臣。20世纪90年代以前，九里村村民的生计一直以农业为主，种植的作物主要有水稻、油菜花等，此外养蚕业也极为发达，这都像极了费孝通笔下的开弦弓村。这条河就这样哺育了这片土地上的一代又一代人。当然，它也吞噬过不少生命，特别是对贪玩的小孩而言，它是一个既充满魅力又有些恐怖的存在。要在水鬼的故事和玩水的诱惑之间做出一个选择，总是那么矛盾。

20世纪90年代，河边建起了一座缫丝厂。看着黑黑的废水排进河里，人们第一次认识到化学污染的存在。后来那家工厂几度停产、易主，不见了排向河里的黑水，村里稍年长的人仍是习惯用河水洗刷。不过如今，人们大都选择使用卫生的自来水，河边再也不见了往昔的热闹。偶尔，傍晚时分，断断续续会有几个中老年人来河边洗澡、洗衣服。当我问及为何不选择在家洗澡时，他们的反应都是"河里坐着舒坦，家里冲冲的①不舒服"。有一次，一个爷爷正在河边洗澡，隔壁大伯也拿着毛巾出来了。两人就这么坐在水里的河堤上聊天。夕阳静静地照在他们身上，一个是瘦削的小老头，坐在水里露着小半截身子；一个是刚入花甲之年的较为壮实的男人，坐在水里露着大半截身子。看着他俩的背影，听着他俩的互相调侃，我忽然感动极了。这条河见证过那么多代人的年少与青春，不知今后它还能以这样的角色"存活"多久。

进入21世纪，九里村正式翻开了工业化进程的新篇章。早在1994年，

① 冲冲的，指的是浴室淋浴的水龙头。

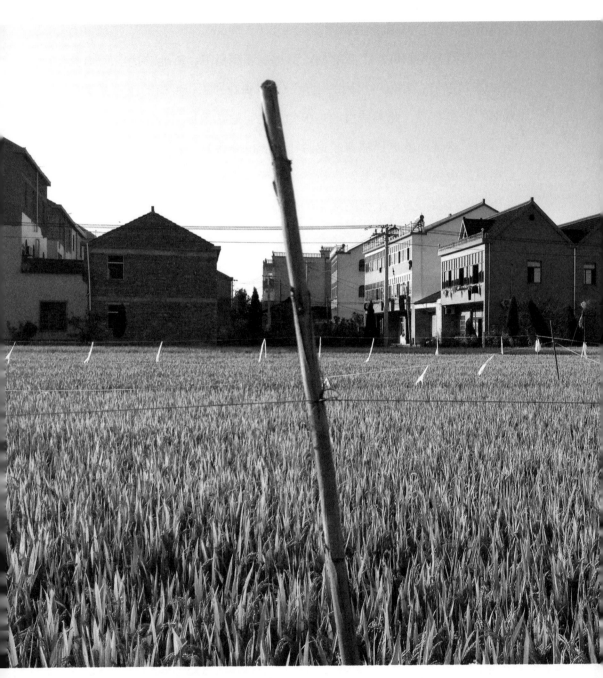

◎ 图2.5　2012年的家乡（陈苗　摄影）

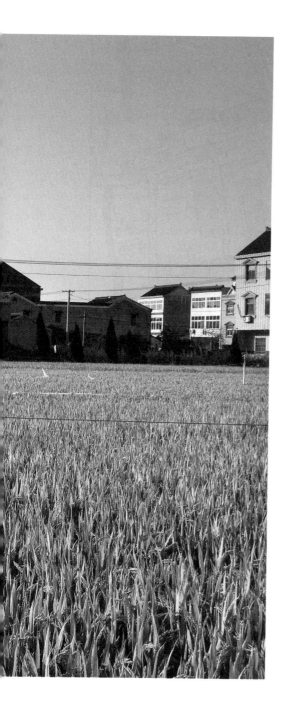

其所在的禹镇就兴建了工业区。2001年，随着杭州市行政区划调整带来的经济结构调整，禹镇迎来新的吸引杭资、外资的机遇。2002年底，工业区内拥有工业企业23家。2015年年底的统计数据显示，全镇有各类工业企业223家。距禹镇约两公里的九里村自然也被卷入了工业化的大潮。如今，九里村周围已有数家大中型企业（参见图2.6）。就在2018年下半年，胡家里最南面的一排住房被规划拆迁，用作工业用地。

随之而来的，是村民劳作模式及村落人口结构的变化。耕地没了，村民们开始去附近的企业上班，但因文化水平不高，大多从事体力劳动。有了企业进驻，在附近城市工作的年轻人也回来了不少，同时村里还来了很多河南、安徽等地的外来务工人员。村民们再也不用靠天吃饭，他们的生活水平也得到了大幅的提高。

虽然对年纪稍长的村民来说，日常的生活作息都与以前大不相同了，但每当遇到无法解决的事或特殊年节，他们

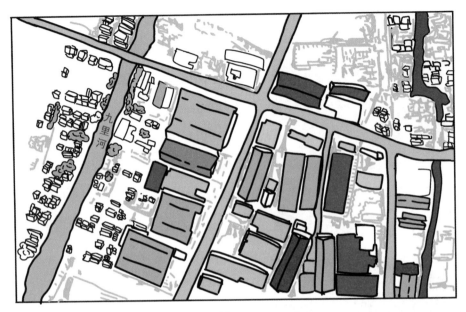

◎ 图2.6　胡家里周围的企业厂房（黄洁　绘制）

就会前往湖墩庙烧香拜佛。从记事起，每年大年初一，我就会早早起床，跟着父亲去湖墩庙烧香。当时我并不知道都拜了哪些神，只是跟着父亲从一个殿走到另一个殿，不停地点蜡烛点香，然后学着大人的样子，弯腰拜拜，心里念念有词："保佑我考个好成绩。"烧完香出来，门口会有爷爷、奶奶塞给我一大把糖让我带回家，说是菩萨面前的①，吃了好。对小时候的我来说，这个庙就是供人们过年时候烧香用的，而平时它并不在我的视野范围之内。直到后来我才知道，它也是很多人的日常。

　　湖墩庙离我家不远，车程大概五分钟。不过去庙里烧香的，并不都是距庙如此之近的九里村村民，也有些是远道而来的，比如海宁许村。而九

----

① 指的是在菩萨面前供过的。

里村的村民们也会去别的庙烧香。在他们看来，信哪个地方神，和死后归于哪个庙并不冲突，因为庙里的菩萨都是相通的。

关于湖墩庙的历史，村里大部分老人都不太清楚，只是说历来就有，大概有千百年了。一位庙管爷爷曾给我看过一份文件，上面记载着湖墩庙有800多年历史。而我在翻阅清朝康熙年间的德清县志时，查到了湖墩桥却并没有看到湖墩庙。这仍有待考证。

3

六家里：一个家族的疾痛叙事

生病不仅仅是一种生理上的疾病，它影射出来的，可能是某种无法名状的力量。这种力量也许是人的命运或运势，也许是风水，又或者它是祖先的一个提醒，一个家族里的一段恩怨。

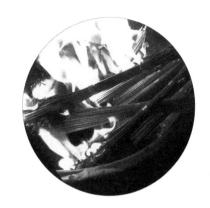

在家乡做田野调查，更多的是以日常聊天的方式进行。我发现，当抱着一定的目的专门去访谈时，村民们往往不能很好地理解你的意思。对他们来说，从来就只有生活，而没有拎出来专门回忆一件事的必要，何况他们也不会记得那么清晰。更多的情况是，一件事连着另一件事，没有准确时间，想到什么说什么。我逐渐发现，不如每天去串串门，遇到有人聊天便凑过去听听，时而加入他们的谈话，这样的田野调查更为有效。

在这样的聊天中，疾痛这个话题是很常见的。特别是在妇女之间，这可以说是她们相互间交流经验并满足各自倾诉欲望的绝佳时机。在她们讲述的一个个片段性的故事中，会呈现出一些较为相似的现象，而这些现象的背后，正是我要研究的内容。

一、六家里与沈家门

如上文所说，我家所在的地方现名胡家里。胡家里原本是在我家往南约500米处，那边的村民多姓胡，故名胡家里。而我家这边，如今住有四户人家，都姓沈。当我问及为何我们这儿也叫胡家里时，村里老人告诉我："你们那儿本来叫六家里。"据说，这边最初有三户姓沈的人家，一共六间房间，故称六家里。但因没能找到任何文献记载，而父亲那一辈人也已经不清楚这段历史，故无法深究。

与六家里相比，奶奶那一辈人更喜欢用"沈家门"这个词。沈家门，指称我们四户姓沈的人家。如果按父系传承又没有分家的话，那我们这四户人家本是同一个家族，也即奶奶他们口中的沈家门。不过因其中一户已是更早前的分支，下文中我要讲述的主要是其中三户人家的疾痛故事。这三户分别是我家、大伯家、小伯家。

沈家门这个家族，我只能从父亲的太爷爷即图3.1中的大阿太那一辈说起，更早之前的，父亲那一辈人也并不清楚。大阿太有两个儿子，一个是我的太爷爷才林，另一个是他的哥哥阿林，我们称呼他为大爷爷①。才林育有两个儿子，分别是大儿子金魁和小儿子子魁。而阿林只育有一个女儿，那时候没钱招婿，女儿只好出嫁。阿林家就这么断了香火。而才林的大儿子金魁育有两个儿子，即我大伯和小伯，另外还有两个女儿。于是，当时就由大阿太做主把金魁的小儿子过继给了阿林，续了阿林家的香火。而我

....

① 父亲说，原本应该称呼他为阿爷的，但因他家断了香火没有人家，故称呼他为大爷爷，意即比自家的爷爷地位高，尊重之意。

爷爷子魁则在连续生了三个女儿之后，终于迎来了我父亲的诞生（参见图3.1）。

　　大伯有两个儿子，这在村里是很有面子的事。可惜当两个儿子到了适婚年龄时，因家庭经济较为困难，虽然大伯已经尽最大的努力造了一栋三层的楼房，但兄弟两个一商量，同一天结婚，并在同一天入赘到别家做了

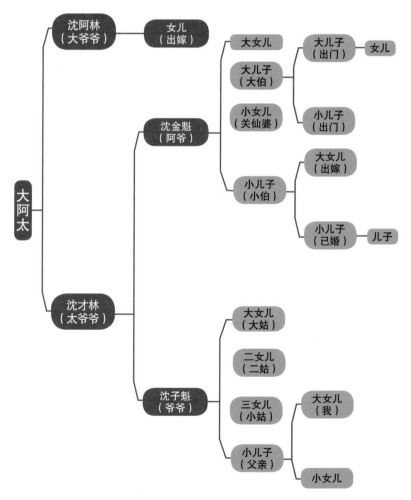

◎ 图3.1　沈家门家族关系图谱，其中白色字表示该人已去世

女婿，这也就是所谓的"出门"。那时候我还很小，但仍记得婚礼上混乱的场面。原本要去迎亲的亲戚队伍乱了方寸，不知如何是好，而大阿姆①晕倒在了地上。此后，大伯家成了全村人怜悯又"笑话"的对象。事后经过商议决定，大伯的大儿子必须生两个小孩，不管第一胎是男是女，都归大伯家这边，跟着大伯家姓沈，以延续其香火。如今，虽然大伯和大阿姆有了一个孙女，但她平时跟父母住在一起，只在过年过节回来做个客，与外孙女无异。

而小伯家有一个女儿一个儿子。大女儿已经出嫁，小儿子也已经结婚生子。与大伯家相比，他们家算是非常顺利的。

再有就是我家，我父亲有两个女儿，都在上学。用我奶奶的话说，"这是我的两个宝贝孙女，虽然不是男的，我也一样看待的"。每每听她如此说，我都不觉得有什么深意。后来我才知道，是男是女，可能于阳间无碍，于阴间确是有些说法的。

我们这一排还有一户沈姓人家，他们家在我爷爷那一辈有兄弟两个，我都称呼他们为阿爷。小阿爷曾是村里的师公，主要负责各户人家红白喜事做菜事宜，十几年前死于一场车祸。他育有两个女儿和一个儿子。大阿爷已于2015年年底去世，享年84岁，一直单身未娶。据说小阿爷的大女儿是过继给了大阿爷的，但这个大女儿后来出嫁了，过继之事也就不了了之。大阿爷生前没有后代，一直依靠小阿爷一家过活。

....

① 大阿姆，即大伯的妻子。我称呼其为大阿姆。下文中的小阿姆则为小伯的妻子。

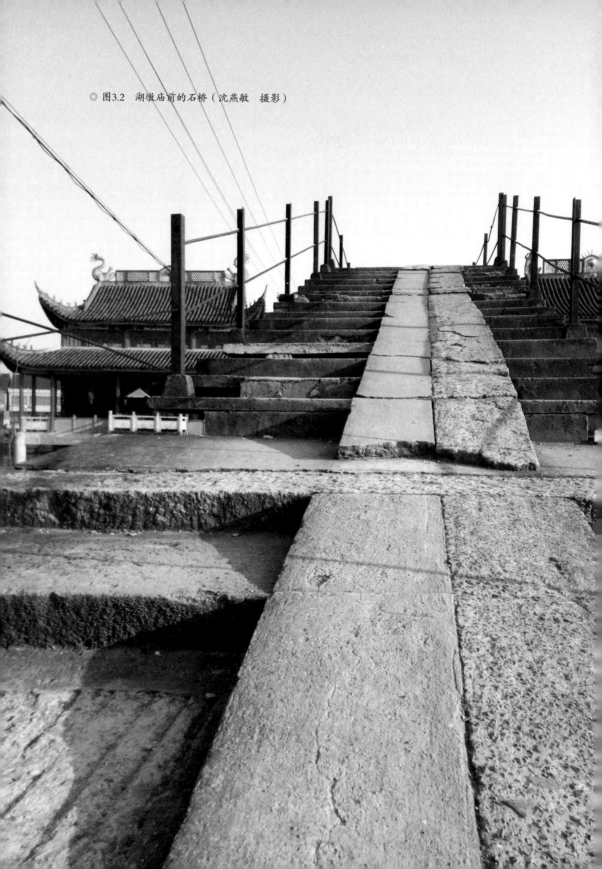

◎ 图3.2　湖墩庙前的石桥（沈燕敏　摄影）

二、日常生活中的疾痛叙事

（一）"我已经几世人做好了"

　　"我已经几世人做好了。"这是小阿姆回想多年来遇到的厄运时总结的一句话。她坦诚地说，直到几年前遇到了那件事，她才开始相信关仙婆，以前虽然每年也会去查家宅①，但她并不是真的相信。

　　这事要从七年前说起。当时她还在绸厂上班。那天晚上，已是半夜一点多，她发现挂在织布机上的纸板掉了下来，便踩着凳子把它挂回原处。不想从凳子上下来时，她一不小心踩在了旁边的小推车上。重心不稳，她一下便摔了下来，一只手扑在了机器的马达上。刹那间，飞转的马达磨掉了她两根手指。当她反应过来时，看着掉在地上的两根血淋淋的手指，她吓得哭了起来，大喊着救命，并用围裙包着手抱在胸前。当晚，她就被送到了杭州，可惜手指还是没能接回去。此后她便在家休养，她儿子也不再让她去上班。

　　但他们那一辈人都是干活干过来的，哪能闲得住。2013年，她终于征得儿子同意，开始出去做轻便的全白班工作。刚好家附近新开了一个纸箱厂，要招一批工人去糊纸盒，小阿姆便去了。工作第一天回来，她便觉得胳膊有些疼痛，但当时她并未在意。第二天去厂里一问，大家都说这是正

....

① 查家宅，指的是每年阴历正月十五过后或当家里觉得不顺时，去问关仙婆或找算命先生算一下家宅运势。

常现象，多做几天就好了。小阿姆也就没再多想。虽然晚上有时候会疼得睡不着，但想着熬熬也就过去了。第十一天晚上，她实在疼得不行，就在床上整整坐了一夜。小阿姆自觉有什么不对劲，"我真的是痛得来哭的，求死的呀。整个胳膊麻到这儿了，真的是砍掉了都不知道的。我对你小伯说，肯定有什么缘故了，快去给我大门口拜拜"。小伯本不信这些，但也不忍心看着小阿姆这么难受，便赶紧准备好饭菜，点上香烛去门口拜了拜。但小阿姆的病痛并未好转。她儿子更是不相信这些，带着她去杭州的医院做了几次检查，花了2000多块钱，结果也未查出什么。

过了几天，小阿姆去水仙①那儿查家宅。这是每年的例行公事，她并非是为着自己的胳膊去的。说着说着，水仙就问道："你没有记着一个阿太的祭日，所以他来弄②你了。"随后，阿太就上身③说话了。这个阿太就是大爷爷阿林。他对小阿姆说："我要是今朝不来弄你，我这个阿太你什么时候都记不起来，要没掉我了。你们从来没有为我操花过一点。你们要是再这样，我就对你们不客气！"④小阿姆想了想，他们家确实从来没有祭拜过他，关键是她并不知道有这么个大爷爷的存在。自从她公公去世，这些上辈人的事便没人知道了。当年，大阿太做主，把才林的小儿子即小伯过继给了阿林，因此可以说现在小伯真正的爷爷是阿林，小伯这户人家是阿林家的了，阿林才是这个家真正意义上的祖先。哪有自家后代不祭拜自家

....

① 水仙是我们那一带比较有名的关仙婆。离我们家较近，是金魁的小女儿，也就是小伯的姐姐。查家宅时，水仙已被小福菩萨附体。后文中提到的关仙婆若没有特殊标注，均为水仙。

② 弄，指作弄。

③ 上身，即附身，附在水仙身上与小阿姆对话。

④ 今朝，指今天。没掉，指忘记。操花，指操心、花费。

祖先的，因此他便来刻意提醒。大爷爷还要求，家里要是有大祭，必须先叫他的名字再叫其他人，因为从辈分上来讲，他是最高的，这个人家是给他摆的①。

当天回到家，小阿姆便赶紧向小伯确认此事。小伯回想了好久，终于想起来自己的父亲似乎跟自己提过过继一事，但印象早已模糊。

大爷爷的祭日是阴历二月初四。因为这天要上班而初三刚好有空，小阿姆便提前祭拜了他。祭拜完，当天下午她又去了趟水仙那儿。大爷爷一上身便问她是否祭拜过了。小阿姆如实做了回答。大爷爷随即嘱咐道："你初三拜不对，一定要初四拜的。初三庙里要干活，抽不出时间，不放假的，出不来。"小阿姆正想着该如何是好，只听大爷爷又开口道，"你烧的那个佛经②的灰倒掉没啦？"小阿姆连说还没。"没倒掉的话，我明天去你家拿，顺便还要去你家转转。"大爷爷回道。回忆到此处，小阿姆不禁感慨："后来胳膊就好了嘛。你看隔壁大阿爷③，他现在生病了，说得不好听一点，以后死了，他自己又没有人家，总要来弄他们④的呀。"

小阿姆认为，她去杭州的大医院检查了那么多次，花了那么多钱都没能检查出病因，而去了趟关仙婆那儿，知道了事情的原委，回来祭拜了一下胳膊便好了，这确实是"鬼一样的事情"。经过这事之后，她就开始相

---

① 摆人家，指家族后继有人，有了香火。
② 佛经由二三十根麦秆做成，并由人拿着它念经。首先念的是般若波罗蜜多心经，之后念阿弥陀佛，最后再念心经。祭祀先祖时一般都需要烧佛经。村里人说，烧完佛经，剩下的香灰需要放凉，再过一会儿才能倒掉，只有这样阴间的人才能拿到钱。佛经相当于冥币。具体可看图3.3。
③ 指的是前文中所说的第四户人家的大阿爷。2015年暑假访谈时他还未去世。
④ 他们，指隔壁大阿爷弟弟的家人。

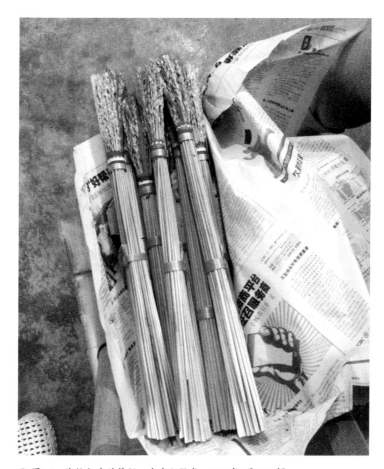

◎ 图3.3　烧给祖先的佛经，由麦秆做成。2015年8月22日摄

信这些东西了，并认为"人总是硬不过鬼的。鬼是不认亲属的呀。不过自己家阿太倒也不是弄你，总归是保佑你的，有的事情不弄你你也不晓得，这倒是对的"。

这事之后，每年她都会在农历二月初四这天祭拜大爷爷，再烧上几把佛经。她还联想到十几年前的那些磕磕绊绊，也许也是来自那个世界的提醒，只是自己当时并不相信鬼神，用她自己的话说，"脑子不转过去的"。

一次她经过水库时，忽然就摔了下去。当时家里忙着收割晚稻，待忙完，已接近黄昏，她匆匆吃了点饭便赶紧骑着自行车去上班了。水库那边蜿蜒着一条不大不小的水泥路，路上没有行人也没有车，如今回想起来，她都不知道是怎么摔下去的。只记得碰了一下水库边小房子的墙壁，随即连人带车摔了下去。等回过神来，她发现自己已经站在了下面的闸口上，就这么站着，也不喊人，一头的血。当时旁边的小店有人出来看见了她，便把她救了上来。她说："我说是鬼推我下去的啦。也是有点晦气啦。"待回到家，看过医生，她仍是头晕得厉害。那段时间她躺在床上，总能看到一些金光闪闪的人，往她身边坐。她说："总是我婆婆呀，她肯定也是不放心。"

没过几年，她又开始膝盖疼了。那时候镇上刚好来了一批体检的医生，说是打针就能治好。尝试着打完一针之后有了些效果，小伯便骑着摩托车带她去镇上，想着再打一针。那天下雨，他们各自穿着雨衣。没想到刚到宾馆①那边，一辆汽车开过来，不小心钩到了小阿姆的雨衣，她立马就飞了出去，结果脚踝骨折，骨头碎了。而小伯无恙。

小阿姆觉得自己已经死过好几回了。她认为这些事都发生在她身上而非小伯身上，有以下三个原因：其一，小伯这人煞气重，他从不信这些东西；其二，大人家也是很聪明的，他们不会选择作弄自己人，而是作弄外人②；其三，那段时间运道不通。

我跟小阿姆聊这些的时候，小伯也在旁边坐着。当我问及小伯为何不

---

① 镇上的标志性建筑。宾馆那边是一个十字路口，汽车较多。
② 此处的外人指的是媳妇。

信这些时，他笑着说，"我就是不相信这些的，这个世界没有鬼的"。我说："那大爷爷的事你怎么解释呢？"他仍是那样笑着，并称自己仍是不相信。小阿姆则在一旁嗔怪："他们小一辈不相信倒还说得过去，你小伯也不信。自己做做事情看么就知道了。"

（二）"生了癌就没用了"

近20年来，我们村患癌症的人越来越多。村民们一致认为，要是得了癌症，那就是等死了。不管是求助科学还是求菩萨，都没有用。即使暂时治好了，也只能多活上几年，一旦复发，仍是要死的。

很不幸的是，十几年前，大伯得了癌症。当时他被儿子们送到杭州的半山医院①治疗了好几个月，经过痛苦的化疗，终于捡回了一条命。其间大阿姆也去求了仙丹。出院后这十几年来，大伯一直不能吃饭，只能喝粥，人看起来愈加清瘦了。但他仍是闲不下来，在老房子里养了好多羊，大羊小羊加起来一共48只。割草喂羊成了他每天必做的事。村里人都劝他不要再干这么累的活儿了，他笑呵呵地说："今年养好就不养了。"

可是就在2015年7月底，大伯忽然胸口发闷，还咳嗽了起来。因为害怕是癌症复发，便立马住院检查，还好只是有点肺炎，与癌症无关。可在县城的医院治疗了一个星期，仍是不见好，于是又转去了杭州的医院。在我

----

① 杭州市有名的治疗癌症的医院。

们村，只要有老人被送进医院，特别是这种有过病史的老人，那么各种流言蜚语就会不胫而走。大家都说："这次肯定不行了，都送到杭州的医院了……""以前生了癌嘛……生了癌就没用了……"

大伯一住院，家里的羊就只能靠大阿姆来喂。那段时间，大伯、大阿姆的兄弟姐妹都来帮忙了，每天早上一车草，傍晚一车草，就这么帮着。日子也就挨了过来。

在这里我还要提一下关仙婆水仙。就在十几年前，她被小福菩萨选中成了关仙婆。①此后，她专职侍奉小福菩萨，当他的传话人②。刚被选中时，她极不情愿，她祈求小福菩萨可以允许她不当传话人或者延后几年再当，因为儿子还未成家，她还需要外出工作赚钱。但小福菩萨坚决不同意，他告诉她自己曾在河滩边救过她一命，此次前来是要求她报恩的。不过水仙对此却毫无印象。于是小福菩萨让她生了一场重病，她躺在床上全身疼痛。最后实在没有办法，她的丈夫带着她去湖墩庙，跪在小福菩萨面前一直磕头，祈求他的宽恕。小福菩萨承诺，只要做了香灯，病自然会好。她只好答应下来。据说第二天，就有很多外村的人通过问路前来她家关仙③。接下来的每一天，她大多要待在家里等着来访者上门查家宅或关仙。这次大伯生病住院，她本意是要去医院照顾的，但小福菩萨不允许。她说："小福菩萨这么说，'我这儿天天这么多人来，你怎么可以去呢？'我点了三次香，灭了三次，又叫我肚子痛，他不让我去呀。"

····································

① 这里的"被选中"有神授之意，小福菩萨会通过梦境或让人生病等方式告诉被选中者，类似于台湾的童乩。

② 当地方言，传话人是关仙婆的另一种称呼。这是老一辈的说法，如今人们大多叫关仙婆。

③ 关仙指的是小福菩萨去庙里叫来亡人，附身在关仙婆身上，与生者进行对话。

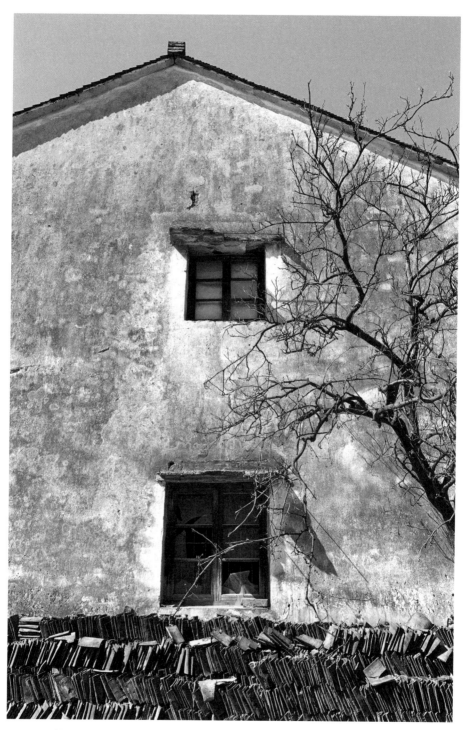

◎ 图3.4　村落里残留的白墙黑瓦的老房子（沈燕敏　摄影）

好在后来大伯出院了, 没什么大碍, 水仙也就放心了。后来小福菩萨①说: "为了干女儿②阿哥的事, 医院里我不知道来来去去了几趟, 否则, 检查出来会那么好啊? 我就是要干女儿定心。"

(三) "你不相信我也要讲"

2013年我回到家, 仅仅离开了一年, 家里似乎变了很多。刚到家没多久, 便得知父亲患了腰椎间盘突出症, 严重时甚至疼得睡不着觉。经过医院中西医结合的治疗, 时好时坏, 但他还是坚持上班。母亲也是全身疼痛, 但没能检查出什么。此外, 奶奶在5月份忽然病重被送进了医院。这些事几乎同时发生在我面前, 让我茫然不知所措。

具体讲述之前, 我要先简单介绍一下我家的情况。父亲16岁那年, 我家举办了两场葬礼。一次是阴历六月廿九, 父亲的爷爷去世; 另一次是阴历十二月二十, 我的爷爷去世。据父亲讲, 当年给我爷爷治病花去不少钱, 再加上两次葬礼, 家里穷得揭不开锅。在这样的情况下, 奶奶一个人把4个小孩拉扯大, 把3个女儿嫁了出去, 还帮父亲娶了母亲回来。说来就这么简简单单几句话, 但其间的不易和心酸, 想来也是很难为外人道的。

奶奶很少提起过去的事, 只有两件她必是会念叨的。一是我爷爷对

----

① 指的是被小福菩萨上身的水仙。那天小姑带着我去关仙, 当时奶奶的鬼魂还没到, 被小福菩萨上身的水仙在与小姑的聊天中如是说。

② 干女儿指的就是水仙。

她如何不好。因为当年爷爷长得不错，又会做点小生意，便常常在外拈花惹草，回到家对奶奶却是冷言冷语，吵架时还会操起家伙打奶奶。二是在我爷爷死后，过了几年，她又遇到一个年龄相当的男人，他对奶奶很是体贴，真心实意对奶奶好。两人曾想过结婚，但最终考虑到种种因素，未能走到一起。这个男人在我们那一带是小有名气的风水先生。奶奶说："他说他命里没有老婆，要是结婚了，会克死我的。"他曾有过一次婚姻，就是因为这"命"，不久后他妻子就去世了。因此当年我奶奶跟他便没有结婚。在我四五岁的时候，他患病去世。我姑且称呼他为小爷爷，以方便后文叙事。

一天，母亲跟我说起了她去问关仙婆的事。一开始她便提醒道："我跟你讲你肯定不相信的。你不相信我也要讲，你也老大不小了。"当时我略有意识到她即将讲述什么事情，但不承想如此复杂。我把它分为几个小部分来讲述，末尾再加上最新的事态发展。

1.两起命案

首先母亲说起了2012年有一次身上忽然疼痛，去医院却没有检查出什么，于是她便去关仙婆那儿问了问，不料竟牵扯出一起命案。

我家后院临着一条约2米宽、2米深的水沟。每到夏秋季，水略浅的时候，总有人拿着电瓶设备去电小鱼小虾。就在我爷爷去世后不久，我家附近一个十几岁的吴姓小孩跑去电鱼，一不小心居然把自己电死了。当人们发现他的时候，他已浮在水面，救不回来了。原本这与我家无关，然而"事实"是这样的。

爷爷死后，因身边没钱①，便在阴间谋了一份撑船的职业。据说这船叫伤司船②，船上待着的都是些没有后代祭祀的野鬼，这些鬼既没钱又没吃的。爷爷的任务是每天撑着船，载着这些鬼到处讨饭吃。若有人身体较弱，惹到这些鬼③，便会生病。患者可以烧点佛经给这些鬼，如此一来，鬼要到了钱，患者的病也就好了。那天，爷爷撑着船到了我家附近，想着回趟家看看，于是便把船停靠在了后面的这条小水沟里。当然，这条船上还有职位更大的管理者，爷爷只是个撑船的。当时，吴姓小孩正站在水里电鱼，船上的鬼们见了，便把他拉上了船，于是在阳间的他就意外身亡了。等爷爷从家出来，想救回那小孩，已经来不及了。从那时起，吴姓小孩便一直认为他的死是爷爷停了船的缘故。若当时爷爷没把船停靠在这儿，他便不会横死，如今也就摆起人家享受天伦之乐了。

吴姓小孩眼看着我们家生活越来越好，爷爷有了儿媳妇，又有了孙女，他心里更是嫉恨，于是便来捉弄我母亲，让她全身疼痛。关仙时，爷爷还问母亲："他要把你拖上船你不晓得的啊？还好我及时赶到，把你拖了回来。"母亲想了想，没想起来，也许是在梦里。

· ·

① 因为当时我家很穷，爷爷去世后并没有做法事，也未能给爷爷拜忏、烧纸钱。

② 伤司船指阴间的船，船上载着伤司鬼。伤司鬼指的是没有后人祭祀的鬼，不能成为祖先，即为野鬼。他们会专门找一些身体较弱的人要饭吃要钱用。姜彬主编的《吴越民间信仰民俗》中载有一首《断气经》，开头即为"门前停仔一只伤司船，两档差人落起来，牛头马面走进来……"照此看来，似乎船上载的是阴差。总之，伤司船上的鬼可以使人致病，甚至使人死亡。详见该书第263页。

③ 此处"惹到鬼"一词并非主动，而是被动，指的是被鬼惹到，村民们习惯用"惹到鬼"来指代假病。

　　2015年奶奶去世，过了"七七"①，母亲去关仙时，爷爷也上身说话了。当问及这起案子是否已了断时，爷爷连连说："了断了、了断了。"但接着爷爷又说："这个小浮尸②，要是他兄弟给他摆起了人家么好了，否则他还要去弄别人家。他现在就在弄他自己兄弟家嘛。"这里的兄弟，指的是胡家里的一个叔叔，他是我父亲的结拜朋友，如今他正患腰椎间盘突出症，在医院看了很久都不见好，而且最近又严重了，整天躺在床上，正打算去杭州做手术。

　　而由这起命案，我又想到了大姑的死。大姑和二姑远嫁给了另一个村的一对兄弟。姑父家是当地较为有名的地主人家。当年姑父的大伯③是保长，在他当保长那些年，间接或直接害死了不少人。大姑的死，据奶奶说，是因为这个大伯为了偿还别人的命而把大姑抓走的。他并没有对自家人下手，而是拿了大姑的命去抵债。而抵债的方式就是，大姑成了那些伤司鬼的仆人，整天在船上为他们洗衣服。

　　大姑的死说来也是比较蹊跷。当时大姑正在上厕所，一下子就栽到了地上，当场死亡。医学上的解释是"脑出血"。但奶奶并不认同，她觉得自己的女儿向来身体很好，不可能在30多岁的时候就患这种病死去。去关

----

① 一般从人去世之日算起，每七天为一个祭日，分别称为"头七""二七""三七""四七""五七""六七""七七"。在九里村，一个人去世之后需要过完"七七"，即七个七天，才算是真正进入了阴间。这时，亡者才能被神灵叫来附身在关仙婆身上与生者进行对话。
② 浮尸，方言，并不是具体指淹死的人，而是对人的一种称呼，一般都在骂人时使用。小浮尸往往用来骂小孩，老浮尸用来骂老人。
③ 姑父的大伯，指姑父父亲的哥哥。因此也可以说和姑父家同是一个家族，故此可以拿大姑去抵命。

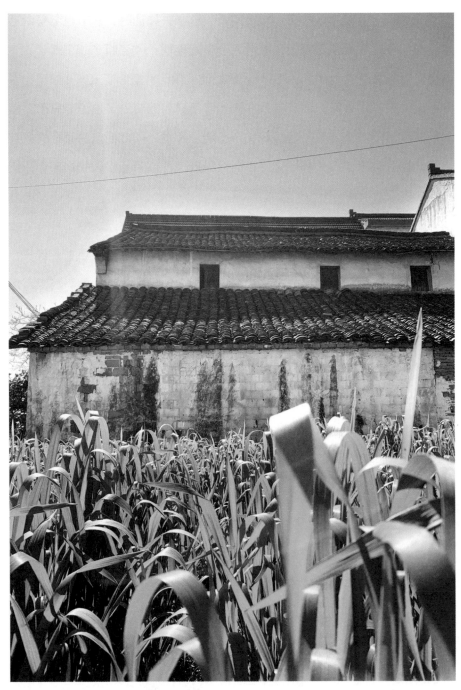

◎ 图3.5　村里闲置的老房子（沈燕敏　摄影）

仙时，大姑曾对奶奶说："阿妈，我的手都洗烂了。"奶奶在我面前一直很少提起大姑，这是隐藏在她心底深处的痛。而在我的印象中，自从大姑去世，奶奶就很少带我去他们家做客。后来听二姑和小姑说，奶奶每次在她们面前提及大姑时，都会哭。

2. "我就是要你们记着我一点"

母亲忽然问我是否还记得小时候抱过我的一个爷爷，我微微点头。其实我对他并没有多少印象，只记得有一次他牵着我的手带我去村上的小卖部买零食，快到小店门口时，迎面直直冲过来一辆自行车，他一下就拉过我顺势将我抱了起来。对我来说，他满足了我小时候没有爷爷的空缺感。但他的模样，我已经记不起来了。

文章开头我提到过刚回家那几天，家里总是出现蛇。母亲终归不放心，便去问了关仙婆。原来是小爷爷前来提醒我们，要我们记着他一点。小爷爷认为，他当年在我们家也是真心实意对我们好，尽了很大的力量帮我们家，最后跟奶奶也不过是差了一张纸。他已经去世了，但还常常会来我家门口玩。他并不是要我们报恩，而是要我们心里想念着他，记着曾有这么一个人。于是他的要求便是，每年阴历八月初那几天，选一天在门口备点鱼肉，祭拜他一下。他不是我们家的人，成了鬼之后便不能再走进我们家的大门，所以只能在门口点上香烛祭拜他。当时跟他的约定是，奶奶去世之后，祭拜即可停止。

2014年秋天，我家翻修屋顶，后院又造了几间新房。为了方便起见，奶奶搬去小姑家住了一个月。在那一个月里，奶奶的胳膊疼得抬不起来，而小姑家的小孩也咳嗽不止。奶奶一直在寻求原因，时而认为是后面新建了小房子的原因，时而又认为是不是爷爷又来打了她一下。于是，小姑带着奶奶，瞒着表哥他们，偷偷去问了关仙婆。小爷爷又来了，他埋怨我奶奶道："你都没有记着我一点，所以我在你胳膊上打了一下。就要好起来了，不要担心。"奶奶念叨着："要我怎么记着你呢？"至于小姑家的小孩生病，是因为小爷爷跟着奶奶去了小姑家，而小爷爷又跟小姑家隔壁那个赶鸭的爷爷认识，这个爷爷无儿无女，已去世多年。"两人"在小姑家门口玩，赶鸭的爷爷喜欢吃肉，小爷爷喜欢吃鱼，于是"两人"就作弄了一下小孩，要小姑拜拜他们，并指明要准备这两样菜。当天回来，小姑便准备了鱼和肉，在门口拜了拜，还烧了两把佛经。过了几天，小孩就慢慢好了起来。在此之前，为了治小孩的咳嗽，家里已经在医院花了一万多块钱。

　　2015年5月初奶奶去世。自从奶奶去世后，小姑晚上总是翻来覆去睡不着，每天夜里1点就会醒来，然后睁着眼睛到天亮。这种情况一直持续到奶奶的"五七"①仍不见好转。而且小姑发现，白天她还会间歇性晕厥。她去镇上挂了4天点滴，但没什么用。表哥又带她去县城做了检查，检查结果也没有问题，但她还是买了100多块钱的药，吃了也不见效果。没办法，她只好去问关仙婆了。这次，关仙婆并没有说明是谁在作弄她，只是嘱咐她回家后在门口拜一下，烧两把佛经。关仙婆还给了小姑一点仙丹。小姑觉得，这次仍是小爷爷在捉弄她，想要一点吃用的东西。

----

① 五七指的是人死后的第五个七天。

3.无家可归的小爷爷

当我问及为何小爷爷不回自己家吃饭时，母亲和小姑都表示小爷爷是没有人家的。没有人家，意味着无家可回，也就没有用的吃的。相比母亲，小姑对小爷爷的事知道得更多些。她给我讲述了小爷爷的故事。小姑在讲述时，想起当年小爷爷的好，认为他如今来捉弄一下她，不过是要一点吃的，也未尝不可。

前面提到过小爷爷是风水先生。"文革"期间，小爷爷的营生受到了影响，于是便做起了别的小生意，他划着小船，收收东西再卖卖东西。"文革"刚过，他亦不敢太过大张旗鼓地重操旧业，便继续划着小船，偶尔给人看看风水。有一次，他跟一个同伴一起划着船经过一片地，小爷爷随口说了句："看这人家的坟，他们家女人肯定留不住①。"说者无意，听者有心，这听者便去告知了那户人家。那户人家的户主顺藤摸瓜找到了小爷爷，一定要小爷爷帮忙弄好这个坟。一开始小爷爷并不愿意，因为他早已算出，要是帮了这个忙，他自己就要瞎掉一只眼睛。无奈人家苦苦央求，小爷爷便说："你们要是答应我一个要求，我就同意。我帮你们弄好这个坟，以后我养老送终就要靠你们了。"那户人家答应了。于是，小爷爷瞎了一只眼睛，多了一个干儿子。据小姑讲，这个干儿子还曾来过我家。

后来我们家造新房，请了小爷爷来看个好日子。当时奶奶已经一个人过了好些年，而小爷爷的妻子也已去世，再加上两人年纪差不多，小爷爷便经常来我家待待、聊聊天，顺便帮忙干些活儿。一来二去的，两人便

· ·

① 留不住指的是活不久，可能较为年轻时就会去世。

熟了。此后，小爷爷除了外出划船做生意，帮人看风水，空下来便在我家住着。

这样的情况差不多持续了六七年。直到有一天，小爷爷忽然中风了。父亲和伯伯们赶紧开船把他载回了老家。虽说是家，但其实那是他弟弟的家。而他自己，因为妻子已经去世，又没有后代，原本的房子早已给了他弟弟。小姑曾和奶奶一起去看望过他。刚到那儿，小爷爷的弟媳妇就对小姑抱怨，说小爷爷一心求死，手里藏着金戒指，打算趁他们不注意时吞金自杀。于是，他们没收了小爷爷的金戒指。事实到底如何，已无法确认。只是上次小姑带着奶奶去关仙婆那儿的时候，小爷爷曾问小姑和奶奶，当年有没有拿过他的金戒指。小姑这才想到了这件事。

记忆中奶奶也曾带我去看望过他。当时我只有五六岁，只记得他躺在床上，瘦弱得不成人形，我本能地有些害怕。如今我已想不起他的样子、他的声音，那是我们的最后一面。不久之后，他就去世了。据说，他的弟弟待他很不好，他的两个妹妹因为觉得自己的大哥吃亏，连葬礼都没去参加，就坐在镇上的大马路边哭了一场。

小爷爷是一个没有人家、没有后代供养的人。他弟弟的人家只是他弟弟名下的，而非小爷爷的。既然当年小爷爷曾对我们家如此尽心尽力，那么如今祭祀一下亦是应该的，母亲和小姑都认为这要求并不过分。

4. "他们想让你留在家里"

2013年年初，母亲去关仙婆那儿查家宅。一年的凶吉查完，关仙婆对母亲说："你家大人家说，不要让你大女儿走远，一定要把她留在家里。"母亲无奈地说道："我们也想让她留家里啊，她又不听我们的，我

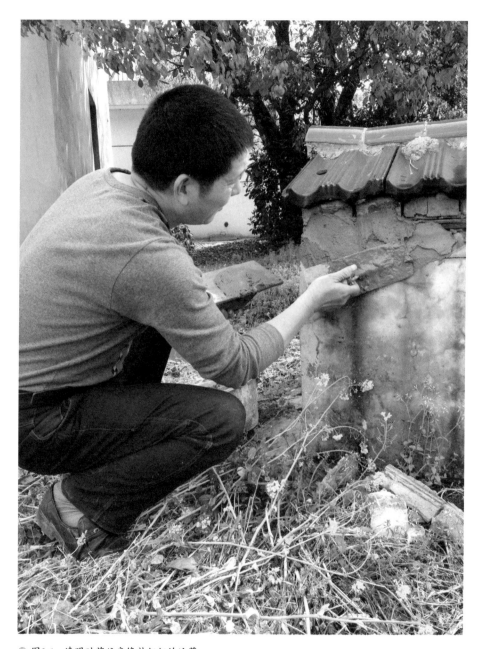

◎ 图3.6　清明时节父亲修补奶奶的坟墓

们也没办法啊。"母亲在我面前说起时，仍是那么无奈，但紧接着她便补充道："将来最好在杭州，要么在上海工作，招个人进来。"当时的我听到此处，立马就打断了她。她也知道我不爱听这些，倒也不再多说，只说了一句："我就知道你不相信，下次让你自己去听听看。"①后来我亲自去听了一次，留待后文细讲。

（四）奶奶的仙丹

2013 年 5 月，奶奶忽然病重，被送进了县城的医院。住院几天之后，医生下了病危通知书，建议回家准备后事。而奶奶自己也想回家，据她说，她总是在病房看见不干净的东西，睡在那儿心里怕得很。于是，奶奶回家了。

当时我正在外省，匆匆赶回家，奶奶的床已经从二楼搬到了一楼。姑姑、姑父他们也都在，正在商量着报丧要通知哪些亲戚。当时我去奶奶床前看了看她，她半张着嘴，艰难地呼吸着。我轻轻叫了一声，她缓缓睁开眼睛，眼神里竟充满着疑惑、陌生和恐惧。刹那间，泪水湿润了我的眼眶。我赶紧又叫了一声。奶奶好像终于回过神来，认出了我。那个陌生而又戒备的眼神，我终生难忘。曾经那么亲近熟悉的人，竟然有一瞬间不认

---

① 此处母亲的意思是，她认为我不相信的是她说的话，而非不相信关仙婆，因此她要我下次亲自去听关仙婆说。

识我了。我想，这次奶奶怕是真的不行了。

那几天大家轮流守着夜，丝毫不敢懈怠。奶奶的意识通常是不太清醒的，但偶有清楚的时候，她就会挣扎着起来吃饭，她认为只要吃得下饭便不要紧了。她的求生意识很强烈。好几次，我都听到她跟小姑说："你快去水仙那儿给我求点仙丹来。"小姑拗不过她，便拿着白糖①去水仙那儿拜拜，再带回来。每次，奶奶都会把这仙丹放在枕头边，睡前、醒来，或者咳嗽得很厉害时，她都会小心翼翼地拿出来吃上一点，再小心翼翼地放回去。

渐渐地，她居然能扶着墙根慢慢走路了。一次，奶奶笑着跟我说："没事了。这次不会死了。"我诧异地问道："你怎么知道？梦到什么了吗？"奶奶慢慢说道："前段时间总是见到些不干净的东西，现在看不见了。有一次，好像是我公公啦，他说，'要好起来了，不要紧了'。后来，我还听到一个声音，不是在做梦，我很灵清②的。一个男人家的声音，他说，'我85岁来叫你'。③"我并没有反驳，如果这是真的，那奶奶还能多活几年，这正是我求之不得的事。

随后，她又跟我讲了一个梦。梦里，奶奶走在路上，路东边有一排房子，西边则是空地。正走着，忽然看到一个老人家坐在路边，膝盖上放着

---

① 据村里老人说，以前的仙丹都是檀香的香灰，那时候的檀香是真的檀香，因此吃了也没
　　事。如今，檀香有很多是掺了化学物质的，喝香灰已不太时兴了，只有老人们还会喝。
　　取而代之的便是白糖，还有大米、开水、食用油、水果等。
② 指很清醒。
③ 指的是在奶奶85岁那年。

一个很漂亮的木头盒子，盒子上放着三本书。奶奶见这个盒子很漂亮，便要伸手去摸，那老人家立马阻止道："休摸！将来再来摸，你现在不好摸的！将来摸摸么不要紧的。"奶奶认为这是个好梦，也是个好的预兆，她认为这个老人家可能是阎罗王，不让奶奶碰那个盒子，预示着奶奶还未到死期。

奶奶果真慢慢好了起来。她总是说："全靠小福干爹保佑。"

其间，有一天小姑给奶奶求完仙丹回来，便跟父亲说起一件事。从他们的对话来看，奶奶病愈，确实是小福菩萨的功劳。最近这段时间，水仙一直在忙活她儿子的婚事。因为他们家跟我们家有亲戚关系，水仙向来也很敬爱我奶奶，故此常在小福菩萨面前求情。再加上如若奶奶刚好在水仙儿子的婚事期间去世，于水仙家来说，喜事夹杂着丧事总是不好的。因此小福菩萨便帮奶奶度过了此劫。

奶奶就这么好了起来。被医院判了死亡，回家后反而逐渐病愈了。当时我一直怀疑是不是医院用错了药。不过回家之后药也带回来用着。对我来说，这是个无解之谜。但对奶奶来说，这是小福菩萨显灵了。

直到2014年10月，奶奶又一次病重住院。住院一星期之后，医生再次告知留在医院也没什么用，还是回家吧。这次，奶奶还是要求小姑去求了仙丹，之后身体又逐渐好转。直到2015年5月，奶奶忽然去世，享年85岁。母亲说："你奶奶以前算命算出来说她阳寿很短的，后来的都是延来的寿。这是别人家的寿，所以经常生病的。"

（五）父亲的腰痛

2013年，当奶奶的病逐渐好转，父亲的腰痛却愈加严重了。他只好在家休养。在此之前，杭州的医院已去了好几趟，中医西医都看了，每次看病都拎回来一大堆药，吃了也不见好。

有一天，父亲从一个老朋友那儿得知，他曾经也患有腰椎间盘突出症，在一个90多岁的老爷子那儿看好了。那个老爷子就是专门治疗腰椎间盘突出的，用的是家传秘方。父亲如获至宝，第二天便赶去那儿了。这天，他一回家，便笑盈盈地进了门，他说："这个腰从来没这么轻松过，看来这次是真的要好了。"可没想到没过几天，便复发了。大家都说，秘方的效果也是因人而异的，有的人一看就好，有的人就是没用。父亲失落了很久。

再后来，他又听说有个关仙婆①很灵。他又赶去了一趟。当晚，父亲准备了香、蜡烛和米。关仙婆说，睡前点上香烛，晚上会有神仙来给你看病。第二天我问父亲有没有感觉好些。父亲摇了摇头。

在家休息的这一年，父亲一直很抑郁。我和母亲都很担心他，怕他胡思乱想，万一像爷爷似的得了"疯病"②可怎么好。于是这一年，我们陪伴着父亲时，都有些战战兢兢，但又努力显得轻松自在。而母亲同时还在努力寻找父亲的病因，甚至还想到了房子的风水问题。她认为，要是不拆以

----

① 不是水仙，而是另外一个镇的关仙婆。
② 奶奶称它为"疯病"，具体不知是否为精神方面的疾病。只记得奶奶曾说，爷爷后来下不了床，躺在床上不吃也不喝。

前的老房子，而是另外买一块新的宅基地建房，说不定就不会发生这些事了。因为当年我们家的风水是小爷爷给看的，不知当时他是如何摆置的，后来我们家发展得也确实不错。

再后来，也不知是医院的缘故，还是秘方的缘故，又或者是仙丹的缘故[①]，总之父亲的病慢慢好了起来。现在虽还没有根治，但已经对生活没什么影响了。

如今想来，父亲总说："那时候总是运道不通呀。这个关节过了就好了。"而当时奶奶也总在我耳边念叨："以前算命先生说过他四五十岁有一个关口，人是不要紧的，就是要吃点苦头。现在腰痛这么厉害，总是这个关口呀。"

三、疾痛的深意：不可见的世界

身体上的问题总是让人很敏感。平时不觉得有什么，一旦生起病来，或者只是略不舒服，人们便会努力寻求解决之道。通过以上见闻，我发现对他们而言，生病并不仅仅是一种生理上的疾病，它影射出来的，可能是某种无法名状的力量。这种力量也许是人的命运或运势，也许是风水，又或者它是祖先的一个提醒，一个家族里的一段恩怨。

....

① 父亲也去水仙那儿求过仙丹，但并未跟我讲过。一次我凑巧看到他往水里放了点白糖，一问之下才知道这是他求来的仙丹。

但如何得知自己生病不只是生病那么简单呢？村民们似乎都会感觉到某种不对劲，而且这种"不对劲"有三个特征：其一，患病的突然性。这种病以前没有得过，无缘无故生发出来，并且来势汹汹，比如小阿姆的胳膊痛、小姑的失眠症。其二，"拧"的病。原本只是小毛病，却怎么看都看不好，且不断复发，比如小姑家小孩的咳嗽、父亲的腰痛。其三，就是觉得身体不舒服，究竟何处不舒服，如何不舒服，却无法说清。母亲所谓的身上痛，并不能描述清楚，更多的是用"不舒服"一词来说明。事实上，这三种情形并不能完全区分开，往往一种病里同时包含着这三个特征。

疾痛还伴随着一些征兆，这些征兆可以帮助人们更加确信这并非简单的疾病。首先，最常见的征兆就是家蛇。家蛇不仅仅是蛇，它出现在不该出现的地方，就成了一种"显圣物"[1]。在某种意义上，它"象征着混沌，象征着无序，象征着无可名状"[2]。在我们村，家蛇是家的保护神，也是祖先的化身，它的出现预示着祖先有话要说，或者是提醒家人出门注意安全，或者是小心口舌之争，总之近期会有不好的事要发生，它提前来告知。如果是特别危险的事，蛇就会横在路中间，或是横在门口，不让人出去。要是见到这样的情景，那这户人家就一定要去问关仙婆了，以防意外发生。其次，见鬼。这种情况往往出现在那些病重之人身上。见鬼总是不

---

[1] "显圣物"是伊利亚德的一个概念，指的是神圣的东西向我们展现自己。可参见［罗马尼亚］米尔恰·伊利亚德：《神圣与世俗》，王建光译，华夏出版社，2002，序，第2页。

[2] ［罗马尼亚］米尔恰·伊利亚德：《神圣与世俗》，王建光译，华夏出版社，2002，第24页。

好的，说明这个人阳气弱，没有了"火势"①。奶奶在最后几年，一生病就会见到鬼。一开始，她亦是很害怕，但到后来，当我问及见到鬼害不害怕时，她笑笑说："鬼么，跟人一样的呀。他又不来弄你，不怕的。"再次，见到祖先。祖先一般是不会作弄自家人的，除非如小阿姆家那样，忘记了祭拜。祖先见你，是为了告诉你一些事。比如奶奶的公公来告知她这次的病能熬过去。最后，就是梦境。对很多人来说梦只是梦，但对有的人来说，梦也是和另一个世界沟通的渠道，比如奶奶梦里的那个阎罗王。另外，如第一章开头所写的"惹夜瘪"，也是一种身体现实感很强的梦，正是那种梦里的无助感，让人隐约意识到另一种未知力量的存在。

　　而当从身体感受出发，逐渐意识到这病没那么简单时，村民们就会去寻求关仙婆的帮助。通过关仙婆，可见的世界和不可见的世界就联系在了一起。关仙婆所说的话，或是来自小福菩萨的解释，或是来自某个祖先的解释，不管出自谁之口，她所叙述的事情，往往让人信服。因为从关仙婆处获得解决办法、回家实行之后，在较短时间内，患者常常会逐渐好转，对有的患者而言，效果更是立竿见影。不管别人如何解释这种因果关系，在被治愈者心中，关仙婆的治疗方法极为有效，他们便认为其说的有可能是"真相"。

　　那么对于病因的解释就转向与阳间相对的另一个世界了。从上文案例中，我们似乎也可以瞥见一些来自那个不可见世界的力量和讯息。

　　第一是鬼和祖先。许烺光曾提到过魂与鬼的区别，"'魂'对人没有

---

① 村民们习惯用"火势"一词形容人身体的好坏，身体健康的人火势旺，鬼祟之类不易侵
　　入，反之若火势弱，则极易惹鬼。

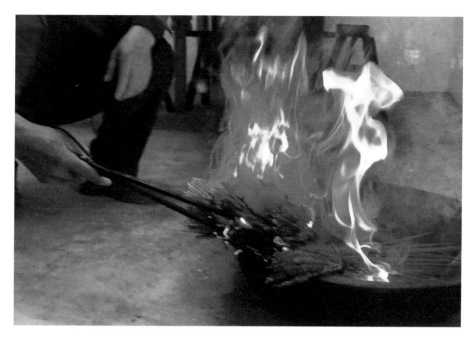

◎ 图3.7　祭祖时烧给祖先的佛经

危害，而'鬼'却不然。'鬼'可以由和尚念经而得到超度，成为没有危害的'魂'。只有'魂'能够重新投胎，获得再生"。而且，在他调查的喜洲地区，"'鬼'仅用于称呼死去的男人的灵魂，死去的女人的灵魂称为'妖'"。①在九里村，死去的人，或成为保佑家族的祖先，或成为于人有害的鬼。从这个层面来说，祖先似乎可与许烺光的"魂"相对应，而鬼也是一样，只是没有"妖"这一说法。但我认为，若只是简单从对人的好坏来区分祖先或鬼，有欠妥之处。因为若是如此，那么祖先与鬼之间就会

① [美]许烺光：《祖荫下：中国乡村的亲属、人格与社会流动》，王芃、徐隆德译，台湾编译馆主译，南天书局，2001，第123页。

因人的不同而轻易转换，即对自家而言的祖先对别家而言就是鬼，但事实上并非如此。在九里村，祖先指的是那些有后代有人家的鬼，他们不需要待在伤司船上到处行乞，每年祭日，或者别的节日，只要家中举行祭祀，只要后代呼唤了他们，他们即可前来享用祭品，再拿走烧给他们的钱。他们保佑着自家老小的平安。偶有事故，还会想办法通知家人。而鬼与祖先相反，他们是那些没有摆起人家的鬼，因为没有后代供养，他们无处吃饭亦无处要钱，只好跟着伤司船到处流浪，找那些阳气较弱的人下手，从而得到一些吃的用的，有时候甚至还会对自己的亲人下手，埋怨他们不为自己摆人家。村民们一致认为，只有为这样的伤司鬼摆起了人家，让他们成为祖先，才能一劳永逸地解决这个问题。

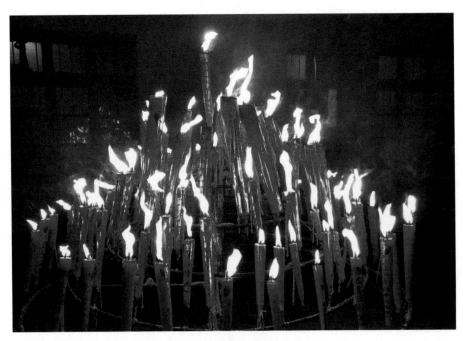

◎ 图3.8 大年初一湖墩庙内烧香时的蜡烛山（陈苗 摄影）

　　这里便牵涉到摆人家的重要性。何为摆人家？我试举例说明。比如这家有一个儿子，这个儿子娶了一个媳妇，并生育了一个小孩，那么这户人家算是摆起人家了。但如果这户人家只有女儿没有儿子，那就需要招一个女婿进来，生的小孩随女方姓，这样一来，这户人家也就摆起了。只有自己的人家，祖先们才能在祭日或平日里来去自如，而别人家的家门是进不去的，即使这家主人发出了邀请也没用，所以小爷爷就只能在我家门口享用祭品了。因此，村里也就有了这样不成文的规定，即兄弟两人若其中一个有两个儿子，另一个没有儿子，就要过继一个给对方。这也是母亲一直对我说的"他们想让你留在家里"的原因。事实上在村民们看来，摆起了人家，才算是成为一个真正意义上的人，由此才能顺利实现"过日子"[①]。

　　第二，阴间、阳间并没有分隔开，虽是两个时空，但在某些地方似乎是重合的。比如爷爷撑着伤司船停靠在了我家后门的水沟，而吴姓小孩就是在那儿电鱼身亡的。另外，那些逝去的亡灵也会常常回到生前留恋的地方，比如小爷爷会来我家门口玩。

　　第三，人去世只是身体在阳间的逝去，到了阴间，该持续的恩怨仍是持续着，因此便需要用阳间的生命去做交换，以偿还债务。大姑的去世是对姑父的大伯当年杀人之罪的偿还，而小爷爷要求我家祭拜他，对我们这个家族而言，也是一种对他当年的相助之恩的偿还。

　　第四，祖先或鬼，甚至菩萨，往往都会选择对女性下手，一般都是嫁为人妇且已生儿育女的妇女。用小阿姆的观点来说，与男性相比，女性

---

① 过日子就是在出生、成长、成家、立业、生子、教子、年老、寿终这样一辈子中生活的状态。参考吴飞：《浮生取义：对华北某县自杀现象的文化解读》，中国人民大学出版社，2009年，第32页。

阳气较弱。另外，娶进来的媳妇总比不过自家子孙来得亲。我认为还有一点，女性比男性更有时间去处理这类问题，也更易与同为女性的关仙婆进行沟通。关仙婆，从某个角度来说，是一种神圣的存在，但神圣的同时也是污秽的。相比女性，男性并不太愿意主动去接触这类人，比如小伯对鬼神之事的嗤之以鼻，父亲对仙丹一事亦是不主动提及。

第五，风水也是人们寻求病因时常常会联想到的因素。这是一种来自自然界的力量。比如奶奶胳膊痛时会想到新建的房子，父亲腰痛时母亲则认为也许是拆了老房子的缘故。

第六，不管病因是鬼还是祖先、菩萨或者其他外界的因素，抑或纯粹只是身体不好，人们往往会用"运道不通"来概括。"运道"从某种意义上说，是一种宿命论。就像四季轮回一样，人的命盘也是旋转着的，当生辰八字与某个年月日相冲时，便会出现劫难，而一个家一年的运势则更为复杂。这种无形的力量，有着强大的推动力，使得全家往好或往坏的方向发展，于是村民们总会在正月十五之后去查一下家宅。从这个层面来说，他们又把病因由外转向了内。这种内外因之间的自由切换，体现着村民们的"小宇宙"身体观。

由此可知，村民们的生活世界中存在着一个不可见的世界。这个不可见的世界是一个宽泛的概念，包括了阴间、神界，还包括了一种自然的，或者说宇宙的力量。但其中与人往来最多的就是阴间。阴间对阳间而言，是人死后的归宿。所谓的阴阳两隔，如果从唯物论层面上讲，确是如此，但如果抛开这一层不看，阴间与阳间并不遥远，甚至可以说息息相关。对村民们来说，死亡并不是终结，也不是新的开始，而是以另一种方式延续此前的生活。于是就有了小姑说的"阴阳隔了一只嘴"，而关仙婆充当的就是这只嘴。通过这只嘴，阴间与阳间得以实现对话式的沟通，患者得以知晓病因继而痊愈。

那么，这个与阳间相对的不可见的世界究竟是怎样一种存在，除通过这种疾痛的方式让人隐约感受到它的存在之外，是否还有别的渠道，让人对它的存在深信不疑？接下来的一章主要通过一个葬礼及一系列仪式来说明对另一个世界的观念是如何通过"亡人之嘴"建立起来的。

4

『阴阳隔了一只嘴』：死亡与对话

　　在葬礼上，我们可以看到很多有
关身体的实践。正是在这样的实践
中，生者在某种程度上感觉到了与
死者之间的联系，而那个不可见的
世界也得以在村民们的观念中逐渐
明晰起来。

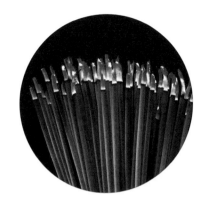

　　疾痛作为日常生活中不可避免的存在，它时刻提醒着人们身体的脆弱
性，以及由此引发的对某些未知力量的敬畏感。然而这种感受仍是个别性
的体验，它们是极其零碎的，那个不可见的世界也连带着显得模糊不清。
但是，当死亡这个仪式性的时刻来临，那个不可见的世界在村民们的观念
中就会逐渐明晰起来。

一、不可预知的死亡：奶奶的葬礼

（一）报庙

2015年5月3日傍晚，我接到家里的电话。奶奶去世得比较突然，去世时身边无人陪伴，享年85岁。

第二天当我赶到家时，正好赶上报庙。还未到家，远远地，我看见一行人穿着白衣，围着白裙，腰间扎着白色腰带，头上绑着白布，不紧不慢地往湖墩庙走去。我跑到队伍最前面，只见两个伯伯扛着奶奶平时喜欢躺的藤椅走在队伍最前面，藤椅上还搁着奶奶的念佛篮①。父亲拿着奶奶的牌位跟在后头。去湖墩庙要经过一座较陡的小桥，快到桥边时，其中一位伯伯笑着说道："老太婆你坐稳啊！"引来一阵欢笑。我发现，原来报庙并不那么忧伤，大家的情绪也并不低落。

到了庙里，伯伯们小心地把藤椅放在了蜡烛山②旁边，好像奶奶真的坐在上面似的。此时庙里安安静静的，不过好在有看门人在。看门的老奶奶得知我们是来报庙的，便问父亲要了一对蜡烛，并说道："你们不要进来。"然后走进了小福菩萨殿内，不知做了什么。随后，母亲、姑姑、大伯、阿姆等一大群人也相继赶到。

---

① 老人出门念佛时放佛经及其他零碎东西的篮子，它是用竹篾编成的。
② 在湖墩庙内的天井里，蜡烛山其实是一个用来插蜡烛的器具，呈"山"形。可参见图4.1。

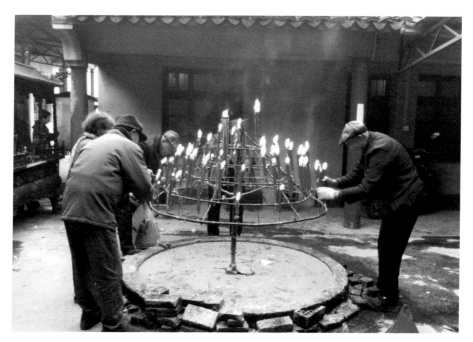

◎ 图4.1　湖墩庙天井内的蜡烛山，此为过年时人们烧香的场景。2015年2月19日摄

　　此时，我和父亲已走进土主老爷殿内，点上了蜡烛和香，拜了三拜。土主老爷殿内较为阴冷狭小，我忽然想起奶奶生前说过的话，"土主老爷那儿走进去怪怕的，冷飕飕的"。等我们拜完，父亲便走出门去，而我还站在一旁。忽见二姑和小姑在门槛外跪了下去，一路往里爬了进来，一边爬一边嘴里哭诉着："老爷啊，我阿妈不太会说话的，全靠老爷了啊！"沙哑的哭喊声，跪拜在地上时的无助和虔诚，刹那间渲染出一种浓浓的悲哀，我不觉泪流满面。待她们爬到神龛前，便站起来点上了三炷香，嘴里仍是念叨着希望老爷照顾好奶奶。

　　待我们三人哽咽着走出老爷殿，蜡烛山那儿已经点满了蜡烛，这蜡烛必须由亲人来点，叫满堂蜡烛。伯伯们则已经在蜡烛山一旁点燃了藤椅和念佛篮。我们一群人绕着蜡烛山和藤椅顺时针走了几圈，又逆时针走了几圈①，直到藤椅烧完我们才离开。回家路上，众人并不太哀伤。在略为轻松的氛围里，身边的亲人们一路上只是询问我是怎么赶回来的，并不提及奶奶的去世。

（二）陪夜

回到家，家里很是热闹。一进门，便看见一具冰棺摆在厢屋②西侧，周围坐着很多人。我一进去便有人给我让座，婶婶帮我在胳膊上别了黑袖章，头上绑了白布条，白布条中间还有一点红布，寓意凶中有吉。

奶奶安详地躺在那儿，头在南，脚在北，脸上盖着一层薄薄的棉絮，鬓角边飞着几撮白发，满额头的皱纹清晰可见。她戴着她喜欢的那条宝蓝色围巾，身上盖着一层又一层的被子。棺材首尾各点着一对蜡烛，据说这是给亡人路上照明用的。在奶奶头部那一侧，高高地挂着一袭白布，约与大门等高。白布外侧放着一张四方桌，桌上点着一对蜡烛，放着一条鱼、一块肉、一碗倒置的米饭，桌下拴着两只公鸡。这就是灵堂。参见图4.2。

· ·

① 当时我并未刻意记圈。只记得现场比较混乱，因为父亲、母亲他们那一辈人也并不太了解这一风俗，直到藤椅等得差不多了，在旁边一个伯伯的提醒下才知晓还须反方向转圈，于是又逆时针走了几圈。

② 方言厢屋，实则为大门进去之后的正屋。因为我家为两间房大小，有东、西两个大门。平时都是从东侧大门出入。

　　母亲就坐在白布靠里侧，靠近奶奶头部这边。我挨着母亲坐了下来。母亲脚边还有一个蒲团。一旦有人进门来给奶奶作揖，母亲就要跪在蒲团上磕头回礼。

　　时不时地，有人会进来哭丧，都是女性。一进门，她们便扑在棺材上，看着奶奶，哭唱起来。用语甚是平实，唱调也很是单一，但听来却哀哀凄凄、真挚感人。在此我引用小姑唱的一段略做呈现：

　　　　我的亲姆妈啊，你去得这么快啊。我不晓得你去得这么快呀，晓得么，我就不去①了呀。连你最后一面都没有见到啊。我的亲姆妈啊，以后再也看不到你了啊……

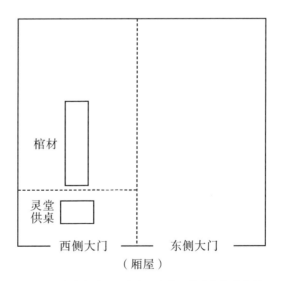

◎ 图4.2　灵堂布置。两扇大门朝南。供桌与棺材中间
　　的虚线为高高挂起的白色布幔

· ·

① 奶奶去世那天，小姑还去我家看望了奶奶，但因那天她还有别的事，便先离开了。

伴随着断断续续的哭唱声，夜晚来临了。我家门口搭起了一个简易的显示屏，显示屏里时而唱着流行歌曲，时而唱着越剧，吸引着人们前来围观。东侧大门内，一群道士在念经，这是亲戚们写给爷爷、奶奶的忏①。屋里屋外都是嘈杂的声音，甚是热闹。

而此时，父亲从屋外拿进来一个骨殖瓮②。他用红布包着这个瓮，并在里面放了一片云糕和几粒糖。姑父见状，便对父亲说道："等一下在这个瓮底下钻个小洞，这样好。"父亲等人不明所以然，姑父答道："我也是听老人说的，他们说这种放骨灰的骨殖瓮，底下是要钻个洞的，这样通气咯。风水比较好。"于是，众人稍一商量，便拿来电钻在瓮底下钻了个小孔。

夜色渐浓，显示屏一撤，人群便逐渐散去。围着冰棺，我和父亲母亲在东边坐着，姑姑姑父们在西边坐着，好在那一群道士仍在拜忏，和着音乐，听来也较为热闹。

到了半夜一两点钟，我们举行了一个绕棺仪式。在道士们的带领下，父亲、姑姑们，还有我，绕着奶奶的棺材一圈圈逆时针行走，每走上一圈，我便从桌子上拿起一根筷子，走到第七圈的时候，再把七根筷子放下，而小姑此时则要在香炉里插上一炷香。接着我再重新拿起一根筷子，

....

① 在九里村那一带，只要有人去世，道士或和尚就会被请去拜忏。这里拜的忏是送给亡人去阴间使用的。需要注意的是，这里的道士和和尚并不是真正的道士和和尚，他们也是村民，也结婚生子，这只是他们的职业。

② 九里村以前实行的是二次葬，即捡骨葬。第二次葬的时候，要把尸体的骨头捡出来，放进准备好的骨殖瓮中，这个瓮叫骨殖瓮。虽然现在都已实行火葬，但村民们仍会把骨灰放进骨殖瓮中。后文中还会详细提到。

直到第七圈，再放下七根筷子，小姑再插上一炷香。如此循环七次，一共七七四十九圈。在此期间，道士们一直念着经。待到最后一圈完毕，道士们念完经，把一个经文交给小姑，并要求小姑在烧掉它之后，用红纸将灰包好，待明天开棺时再把红纸包放进奶奶的衣服口袋里。随后，其中一个道士又交代了母亲一件事。待到天蒙蒙亮，母亲要拿一把筷子，分别在棺材的头部、中部、尾部各敲击三下，再往棺材里撒一些米，同时，嘴里还要说些吉祥话，比如保佑全家平安之类的。

道士们一走，现场顿时安静下来。在这异常的安静中，想到一早奶奶就要被送去火葬场火化，我很是不舍。另外，第一次近距离接触死亡，我还有那么一丝害怕。

事实上，大家并不知道怎么做这些仪式。父亲、母亲也都是第一次做主操办这样的大事，那些老典子①的东西，他们并不太懂。他们只知道，按道士说的去做，总是没错的。

（三）火葬

早上6点多，众人一起吃了早饭。7点左右，冰棺被打开，奶奶脸上的棉絮也被揭了下来。伯伯们把奶奶从冰棺里抬出来准备放到另一具木制

---

① 地方方言，指的是一些代代传承下来的东西。老人们懂得比较多，而年轻人常常不太知晓，特别是在葬礼、婚礼这样的仪式性场合。

棺材里去。他们一人抬着奶奶的肩膀，一人抬着奶奶的双脚，往上一提，却发现因冰棺底下比较湿，衣服不知怎么粘在了冰棺上。两人有点乱了手脚，弄得奶奶瘦小的身躯有些扭曲。这是我自寒假开学之后第一次见到奶奶，苍白的脸，瘦弱无力的身躯。我和妹妹互相看了一眼，发现对方眼里都是心疼的泪水。在周围人的帮助下，奶奶终于被顺利放进了木棺，同时放进去的，还有一床又一床的被子。棺材被塞得满满的。而此刻的我们，手里拿着一对对早就用白线捆绑好的蜡烛，点燃，然后绕着棺材分别逆时针和顺时针走了几圈。我知道，这是真的要告别了。

随后，母亲往棺材上盖了一床红被子，棺材便被伯伯们抬出去放进了灵车。此时红被子已被拿了下来，被子一不小心掉在地上沾了些土。据说这被子上带回去的土象征着财富和好运。随即我们也跟着上了车。去火葬场的路上，每过一座桥，都要放一小串炮仗。

到了火葬场，里面就有工作人员推着车出来接应。棺材被推到了告别室。待父亲办好手续，买好骨灰盒，回到告别室，告别室里就响起了哀乐。我们大家又绕了一次棺，每个人都作了一次揖。小姑的孙女也在场，她只有4岁，此时也在大人的要求下拜了拜，但她并不明白是什么意思。待她学着大人的样子拜完，大人们都笑着夸赞她："真乖！"

哀乐结束，工作人员便又过来了。这次，他们要把奶奶推到火化室去。因为地面是大理石的，非常光滑，他们推车的速度便非常快。等我们这一群人反应过来，一路小跑，仍是差了一截。还好伯伯们早已在火化室门口等待，便立马阻止道："等他们人来齐了再推进去吧。"待我们一群人跑到那儿，不自觉地，每个人都跪了下来，磕了三个头，然后看着奶奶被推了进去。似乎在这个时刻，除了跪拜，再也找不到更合适的举止来表达那种复杂的情感。而此时，二姑和小姑都说道："阿妈，你跟着我们，不要进去。"①随后，我们便去了等候室，排队等骨灰出来。

　　送进去的时候是一个完完整整的人，待出来的时候，却只是一抔细碎的骨灰。父亲小心翼翼地将骨灰从骨灰盒里倒出来，装进了早已准备好的瓮中。一路上，父亲都抱着它。同时，我也点燃了一炷香。这是引魂香。我要一路拿着它，不能断也不能灭，还要时不时地叫唤奶奶一声。当我们坐上车要出发回家时，小姑叫了声："阿妈，你跟着我们来，不要东走西走。"此时母亲接话道："她活着的时候就喜欢东看看西看看。这儿这么热闹，等下说不定又走远了。"这话一说，惹得车上的人纷纷大笑起来表示赞同。妹妹也叫了一声："奶奶，快上车，我们要走了。"小伯也笑着应和道："老太婆，快点跟牢，我要关车门了。"瞬间，我仿佛看到奶奶颤颤巍巍地上了车，悲伤的气氛缓和不少。

（四）下葬

　　回家路上，汽车中途还去了一个地方——政府安排的公墓。有人去世之后，国家会给予相应的安葬费，但条件是骨灰必须下葬到规定的公墓中。公墓里一个个小小的坟墓，一个紧挨着一个，上面刻着死者的名字。父亲他们下车，找管理员进行登记。按照死亡的阴历日期三月十五，奶奶

---

① 这是对奶奶的灵魂说的话。

被安排在了A3/15号坟墓。父亲把空骨灰盒放了进去，并对管理员提出了碑刻的要求。一共花费500元。我听父亲与姑父、大伯们聊天，从中得知村里人大多是这样做的，有人还会在空骨灰盒里放点土之类的东西做做样子，每年清明时节再来扫墓。对村民们来说，所谓的入土为安，并不仅仅是指把骨灰埋进土里，他们还要找人看风水，选个于亡人于后代都有利的好地方才行。然而国家在推出这些政策的时候，似乎并未考虑到村民们内心的真正需求。

选完公墓后，汽车终于开到了我家坟地边，看着从手里升腾起的袅袅白烟，我大大松了一口气，我终于成功地把奶奶的魂引了回来。此时，我家的墓地上早已有人拿着工具在等候了，父亲捧着骨殖瓮过去，我则把香插在了地上。待父亲放好骨殖瓮，我们一行人又绕着奶奶的墓分别逆时针、顺时针转了几圈并作了揖，随后我们便先行离开，留下伯伯们给奶奶的骨殖瓮砌上小房子[1]。离开时，二姑还回头说了句："阿妈，你待在这儿，不要跟着我们回去啊。"

回家路上，我们都脱去孝服，解下头上的白布条，进门前还跨了一下火盆，"谓除不祥也"，又喝了一碗红糖水，"谓入甘境"。[2]

一进门，奶奶的牌位已经布置好了。一张桌子，上面搁着奶奶的牌位，桌子左手边摆着一把椅子，桌子底下还搁了一双奶奶穿过的旧鞋。桌

....

[1] 以前的骨殖瓮大部分都是在瓮上盖个盖子，但风吹雨打，盖子坏了破了，有的骨头就会露在外面。如今，大家都开始习惯在骨殖瓮外面用石头砌一个一米高的小房子。

[2] 可参见丁世良、赵放主编《中国地方志民俗资料汇编·华东·中册·德清新志》，书目文献出版社，1995，第742页，"除灵"一条。其实去火葬这一天在九里村也称为除灵，但为了方便后文描述，我将之分别描写为火葬、下葬。

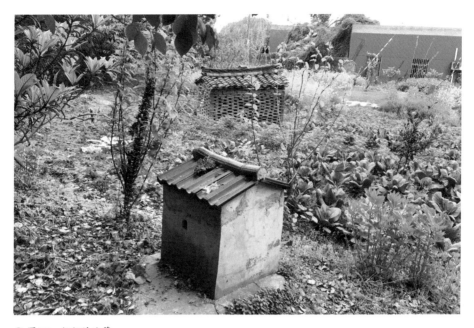

◎ 图4.3　奶奶的坟墓

子上方，写着一个大大的"奠"字，两旁贴满了亲人写的挽联。

待中午吃完饭，亲戚邻居都走了，一切都归于平静。此时我和父亲还有一件重要的事要做，那就是去一趟湖墩庙，把土主忏烧给土主老爷。据说只有先把忏烧给了土主老爷，我们给奶奶的忏，她才能收到。这天下午，湖墩庙里很热闹，很多老奶奶都在念菩萨佛①。待我和父亲烧完土主忏，她们三三两两围了过来。她们都认识奶奶，一说起来都抹起了眼泪，纷纷说："走得这么急也是好的，有福气的，修功好呀。"不知道此时她

· ·

① 念的佛分很多种，专门念给菩萨的叫菩萨佛，菩萨佛还可细分不同种类，比如七佛，往往在菩萨生日的时候念。此外还有念给一个村庄以保佑全村平安的，叫天佛。

们是否也想到了自己。父亲则红了眼眶，笑笑说："就是走得太急了，让我们守一夜也好呀。"

（五）三朝、"七七"和接丧

奶奶的新家安置好了，一幢约一米高的小房子，有一扇小小的窗户，开口朝西南方。隔着四五米远，便是爷爷、太爷爷、太奶奶他们的墓。虽然离得不远，但风水先生说这地方风水好，于是便没将奶奶与爷爷合葬在一处。

三朝，顾名思义是第三天的意思。这天凌晨，父亲做了一个梦。他梦见自己穿上白色的孝服，好像要出门去上坟。梦到这儿，他一下便醒了，一看时间，已是4点多，于是便急匆匆起了床。没过多久，姑姑、姑父们就来了。

天微亮，我们便穿上孝服，头上戴上白布条，去往奶奶的墓地。坟前，先点上香烛，再放上8个菜，有鱼有肉也有蔬菜，再放上一碗黄酒、一碗圣水①。约莫过了半个小时，东方已微微泛白，我们又绕着奶奶的坟墓转了几圈作了揖。三朝就这么结束了。姑父说，三朝其实就是宴客，只是这客人是坟墓周围的鬼魂，这是为了告诉他们一声，我是新搬来的，以后就是你们的邻居了，希望可以跟你们好好相处。这些祭祀过的饭菜不可带回

---

① 圣水即自来水，但不能用烧开的自来水。

家，就地倒了就行。

这天，姑姑、姑父们还讨论了每个"七"应该做些什么。因为父亲、母亲对这些不太懂，而外婆信的又是基督教，母亲无人可以咨询。姑姑们对这些也是似懂非懂。于是，大家只好凭借着记忆，想着以前老人们的说法、做法，拼凑出一个章法来。最先要解决的是"头七"。在一阵商量之后，那天的仪式终于得到了一致同意。

"头七"这天，已是晚上8点多，小姑来了。她敲敲门，母亲就哭喊着过去开门，"我的阿妈啊……"边开门，边让到了一边，而此时，小姑便往门里扔进来一块瓦片，紧接着也哭着走了进来，"我的亲姆妈啊！"随后，边哭边从篮子里拿出碗筷来，放在了奶奶桌上。同时，她又唱起了哭丧歌。母亲则在一旁劝着她。原来这就是所谓的"敲门羹饭"①。据说，"头七"这顿饭，一定要吃女儿家的，不能吃自家饭，只有这样，以后才能有饭吃。此外，"六七"也须吃女儿家的饭，那次则由二姑拿来。

其他的"七"中，则只需我父亲、母亲端上饭菜即可。但是每到一个"七"，在奶奶牌位前祭祀的时间都要比前一个"七"早一些，并且每次都要多一个菜。所以"头七"通常是选在晚上祭祀，准备的菜肴只需两三个即可，一般来说就是鱼、肉和青菜。每次祭祀，还需烧掉一个白布做成的小圆圈。据父亲说，"做七做七就是做圈"②，但有何深意则无从知晓。

....

① 丁世良、赵放主编《中国地方志民俗资料汇编·华东·中册·德清新志》，书目文献出版社，1995，第741、742页有"敲门羹饭"一条，但其为"五七"时。"五七上真亭，真亭者真容亭也，塔家上之，丰俭不一。为其祭馔必于午夜敲门而进，丧家乃开门而出，掷以甄类，互相号响，谓之敲门羹饭。"可见村民已无法明确该仪式的时间，但有些动作仍是一样的。

② 方言中，七和圈是同一个发音，且这种白布圈烧之前必须先在母亲或姑姑们头上戴过。

此外，还要再烧上两三把佛经。其中，"五七"和"七七"，我们家要准备好饭菜邀请近亲来吃饭。而且"五七"这天，姑姑们还要带着粽子来祭祀，因为吃粽子时需解开一个个结，也就意味着把生前的前缘旧账解开。待过了七七四十九天，亡人便知道自己已经去世，不再属于这个世界了。而在此之前，亡人并不能意识到这一点，用奶奶自己的话说就是"是人是鬼还不晓得"。①

断"七"之后就是接丧。事实上，接丧应该要满三年之后才举行，但如今越来越多的人缩短了时间，将之放到了"七七"甚至"五七"之后。而我们家主要是考虑到我还未婚，万一三年之内要结婚，而奶奶又没有接丧，那是不允许的。故此，我家也就把接丧提前到了"七七"之后。

接丧这天，家里要宴请所有的客人邻居。而道士们除了来我家拜忏，还要做一个仪式。下午三四点，也就是在奶奶去世的时间段，父亲和姑姑们依照道士说的，要去奶奶的床上做一个假人。这个假人做起来很简单，用奶奶平时穿的衣服，往里面塞点稻草，再平放在床上，给它盖上被子即可。用父亲的说法就是做了个"形象"，也即"以平时冠服向床内设假尸体"②。仪式前还要先在奶奶床前放一个吃饭凳③，燃上香烛，再放上一个淘箩，淘箩里放一只面粉捏成的小鸡、一个生鸡蛋。待一切准备就绪，父亲需拿着另一个吃饭凳，跟随道士来到大门口，先放下凳子，待道士念完经就拿起凳子往里走。道士每经过一道门，就要念一段经，而父亲就要在

① 这是母亲和姑姑们后来去关仙时，奶奶附身在关仙婆身上说的话。
② 丁世良、赵放主编《中国地方志民俗资料汇编·华东·中册·德清新志》，书目文献出版社，1995，第741页。
③ 就是长条凳，因为是吃饭时候用的，故方言为吃饭凳。

那道门那儿放一下凳子。从我家大门口，经过腰门①，再穿过天井，直到后门，再到奶奶去世的那个房间，一共要经过六道门（参见图4.4）。到了奶奶床前，道士拿起那只小鸡，掐断鸡头，此举意在告诉亡人：你已死去，魂也不该再留在此处。随后，父亲拿着鸡蛋，小姑拿着一炷燃着的香，跟随道士沿来路返回。返回时也是一样，道士在每道门前念经，父亲则在每道门那儿放一下凳子，而香一路上不能灭，相当于把奶奶接出来。到了大门外，父亲需把鸡蛋打碎，意即让魂灵散去。而床上的假尸，并不需要特殊处理，只需掀开被子，再把衣服抖开即可。

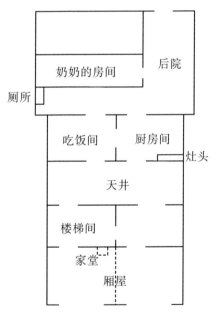

◎ 图4.4　一层平面图。接丧时行进的路线要经过六道门。从奶奶的房间经过后院、吃饭间、天井，再到厢屋，随即到大门外

· ·

① 进了大门后第二道门。

二、关仙：与亡人的对话

关仙，也就是去找关仙婆，让降在关仙婆身上的神灵去庙里叫来亡人，再让亡人附身在关仙婆身上与生者进行对话。出门关仙之前，先要在家里的灶家菩萨①前点上三炷香。村民们都说，关仙最好是上午去，上午比较准。于是，接丧这天上午9点多，母亲、二姑、小姑和妹妹去往水仙家关仙。前文已经说过，水仙与我家是亲戚关系，奶奶去世时，她也来我家了，并且她和奶奶感情较为深厚。所以后来我和小阿姆聊天聊到此处，谈到水仙那儿关仙准不准时，小阿姆说："说得不好听一点，她也是我们自己人。"言下之意，她原本就知道我们家的一些事，但这并不妨碍姑姑们及其他信徒对小福菩萨的信任。也许正因为是自己人，后来小阿姆查家宅时去了另一个离我们家较远的关仙婆那儿，不过那个关仙婆也是小福菩萨的香灯。此事留待后文再讲。

这次关仙的目的有四：其一，是问问奶奶当时到底是如何去世，大约什么时候去世的。其二，还想知道她在那边过得好不好，拿到了多少钱。其三，需要些什么东西，可以准备了一并烧给她。最后也是最重要的，这是一种道别，问问奶奶有没有什么遗言。为了行文的流畅，我对关仙谈话的内容进行了顺序的调整。

在此之前，我先要简单介绍一下奶奶去世前发生的事。奶奶去世的日子是5月3日。而5月2日是她大外甥也就是我已去世的大姑的儿子结婚的日

----

① 方言，指灶王，也称灶司老爷。

子。这天，我们家和姑姑、姑父他们都去大姑家喝喜酒了。这天早上，父亲原本要带着奶奶一起去，但奶奶觉得身体没有力气，就没带她去。第二天，按照习俗，近亲们仍要去大姑家吃饭，而且母亲和姑姑们还要去帮忙张罗。于是这天一早，小姑就来我家约了母亲一起去。小姑顺便看望了奶奶，奶奶已经穿好衣服，正要起床，小姑问奶奶："身体怎么样？自在①的咯？"奶奶说道："自在是自在的，就是没有力气。"小姑开玩笑道："算命的说你去得很快的咯，衣服要穿穿好。"边说着边帮奶奶系好了裤腰带。奶奶也附和道："会这么快的啊？真有这么快，那真是发财了！"随后，小姑和母亲便出门了。

上午10点左右，妹妹要去上学了。父亲来载她去车站。妹妹走之前来到奶奶床前，她正躺着休息，妹妹说了句："奶奶，我去读书了。"奶奶亦如往常般回复道："哦。乖一点，外面不要去②。"于是，父亲和妹妹也离开了。

下午5点左右，父亲下班回到家。他打算给奶奶做好饭便去大姑家吃晚饭。他走到奶奶床前叫了声"阿妈"。没有回应。父亲顿了顿，伸手探了探奶奶的鼻息，没有呼吸。随后，父亲立马通知了大伯们，还有姑姑、姑父等亲戚。

姑姑们一赶到，便给奶奶换起了衣服。边换着，姑姑们一边说着："阿妈，等等再走，再等等。"二姑一直认为当时奶奶并未完全死去，因为她身上还是暖和的，而且眼皮似乎还在微微颤抖。临死时的穿着很重

----

① 方言，即舒服之意。
② 指的是不要随便去学校外面玩，要注意安全。

要，临死时穿什么，去见土主老爷的时候就穿什么。奶奶临死前，自己应该有所感觉，因为她身上的衣服裤子都已换好，只是没戴帽子没穿鞋子。但鞋子就放在床边，她已经找了出来。小姑们把奶奶贴身穿的那两件衣服换了下来，因为这两件衣服都已湿透，想来临死时应该很难受吧。这两件衣服换下之后便扔了。

而在奶奶去世前的半个月内，她还跑去家附近的庵①里念佛了，念的是七佛②。到了七佛的最后一天，小阿姆的儿子还过来跟她说："阿娘③啊，要是身体不成功④么不要去了。"奶奶还回答道："最后一天了，就算要死也要去的。"当时有很多老奶奶在念佛场子⑤上碰到了我奶奶，她们都认为她看起来身体还不错，都觉得我奶奶去世得太突然。

这次关仙，打算先关爷爷的仙。待小姑报上爷爷的名字、死亡时间，小福菩萨便去庙里叫爷爷，发现爷爷不在，他便又去了我家，终于把爷爷叫了来。小福菩萨说道："我给你们叫来的呢是个男的，看上去呢岁数八十零一点。让他自己来讲。讲呢，这个事情我不晓得⑥。"刚说完，伴随着几声打嗝声，爷爷就上了水仙的身。一上身，首先要认人，声音仍是水仙的声音，只是语速变得较慢："我认你么媳妇，你么小女儿，你么第二

① 这里所说的庵其实是一个观音堂，里面放着一个千手观音，但村民们都称其为庵。
② 菩萨佛的一种，一共要念七天。
③ 阿娘，对女性老人的一种尊称。
④ 身体不成功，方言，指身体不好。
⑤ 念佛场子，既是实指，指念佛的地方，也是虚指，指在念佛过程这个时空中。
⑥ 指一会儿爷爷要讲的事情，小福菩萨是不知道的，准与不准都是爷爷讲的，与小福菩萨无关。

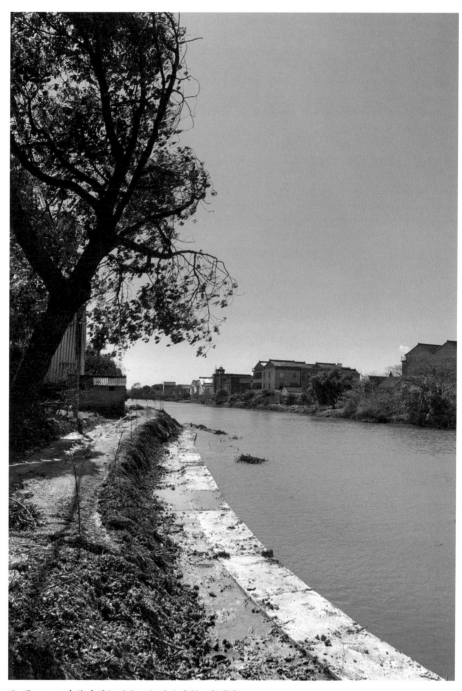

◎ 图4.5　正在修建堤坝的九里河（沈燕敏　摄影）

个，大的么在我这儿①，对啦？"母亲和姑姑们纷纷点头说是。到我妹妹的时候，他说道："你么是孙女儿啊？小的咯？我还没会过面。"②妹妹点了点头。

随后他开始说起自己的事情。爷爷去世时，因为家里穷没有拜忏，他说"刚去的辰光，生病死的，袋袋里没有一点银子"。于是他刚到阴间，就去船上打工了，"我船上去了好多年，刚从船上下来没多久"。不过这次奶奶去世，大家在给奶奶拜忏的同时也给爷爷拜了忏，于是爷爷说他现在有钱了，"这次得了85两银子③"。同时他还提到，他已经拿到了满堂蜡烛和念佛篮，并指出是父亲和小姑去庙里烧给他的。④随后，他又对母亲说道："讨你的辰光，我钞票一个都没有拿出来，也不好在你面前说。"⑤母亲示意他说之后，他便提道："本来老太婆在这儿的辰光呢，她说么说我的，念么念给我的。我祭日么，空手没过。你们儿子、媳妇没有专门为我念过一堂佛。现在老太婆在我这儿了，你们么，袋袋角落里省点给我。"⑥

· ·

① 指的是已去世的大姑。
② 因为爷爷去世较早，当时我和妹妹都还未出生，故此说"没有会过面"。
③ 在阴间，流通的仍是银子，用"两"来计算。
④ 原本应该是报庙时就点满堂蜡烛，烧念佛篮的，但因为爷爷去世是1981年，"文化大革命"之后还不兴这个，另外那时家里很穷，也就没去庙里置办这些。直到几年前，父亲和小姑才去庙里烧给了爷爷。
⑤ "讨"指娶亲之意，指父亲娶母亲时，爷爷早已去世多年，所以没能拿出钱来。
⑥ 念指的是念佛，家里念佛这类事情，以前都是奶奶操办的，比如叫人来念佛、祭祀烧佛经等，故此爷爷会说父亲、母亲没有专门为他念过一堂佛。这是在交代母亲要记得念佛和祭祀这些事。

　　他又转向妹妹说，希望两个孙女儿中有一个留家里，招个女婿进来，并特意嘱咐，不要找信耶稣的。此外他还交代，工作最远到杭州，在杭州买了房子，以后老了才有可能回家。言下之意，只有这样，等到我的父亲、母亲去世，我们老家才有可能有人在，祭祀之类的事也才能有人操办。

　　接着，爷爷提到了奶奶坟墓的问题。他问道："怎么她的坟不跟我的放在一起啦？"母亲说道："隔得很近的，就几步路嘛。"爷爷说道："死，差了30多年，死了么，你们儿子、女儿又给我们差这么一截。"当小姑问及要不要给奶奶搬坟时，他说道："我就是这么说说。死、活，都分开。阿哥、阿嫂他们，坟在一起的。我也是眼热呀，说起来活着跟她分了班，死了总要走进走出同一扇门里咯。"随后，他又责怪道："我这个儿子呢，也不提一声，问问风水先生，把我阿爸阿妈的坟放在一起可以啦。没有问的。我就有点吃亏了呀。也没有管到他讨媳妇……"姑姑们劝道："不要这么想。"

　　小姑紧接着说道："现在她在你那儿了，你总要对她好一点了。"[①]爷爷略略提高了声音："你这个女儿，又要顶我一声了。你们今天就当3年满了咯？她以后要吃么，总要我顾着她了。"[②]爷爷接下来便埋怨道："我

[①] 小姑是在提醒爷爷，生前对奶奶不好，如今在阴间再相聚，希望爷爷好好照顾奶奶。爷爷听出了小姑话里的不满，才有了后文爷爷的反驳。

[②] 据说，只有三年后，亡人在阴间才有户口，到时候就不用花钱买饭吃了。但现在七七刚过，我们就当三年满了，且奶奶在阴间身体还未好，故此爷爷需要照顾奶奶的饮食起居。有关"户口"一说，可能与明代户口制度有关，也可能与中华人民共和国成立后的户口制度即1958年1月颁布的《中华人民共和国户口登记条例》相关。村民的"户口"说，可能是两者之结合体。

要说一声了，她怎么没有笔笔挺挺去的啦？"①小姑回道："那她去得这么快的嘛。"爷爷有些不满："你们要是真觉得她值钱么，就守着她不去了呀。她么回回吓一吓你们的，总当这次也不会去的。"②母亲和姑姑们表示赞同。"也是你们看不来呀。该应有你们儿子、媳妇、女儿孝顺，她偏要掸掸屁股一个人去啦。"爷爷说到此处，小姑也回嘴道："你说我们看不来，那你那个辰光到哪里去了啦？要死了么，听他们说，湖墩庙里会放榜出来的咯，你总有点晓得的咯。那天十五咯，你总到家里来的咯。"③爷爷反驳道："难道我觉得老太婆要死了去看看榜啊？那天我先到了家里，后来么，大女儿叫我吃酒去了。"小姑回道："吃酒，你走得进的啊？"爷爷回说："弄只碗，给我端出来吃的。盛了饭，弄了两个菜，给我端出来的。里面我走不进去的。"④

　　母亲又询问了吴姓小孩的事。这事确实也不能全怪爷爷，当姑姑们认为爷爷这是吃了亏时，爷爷说道："所以说阴间路上鬼一样呀，弄不灵清的。说起来也是我停了一停船出了条人命。所以老太婆要说么，我叫她不要多说了。"随后，爷爷又交代母亲在初一、十五的早上，家里的大门一定要打开一会儿，待上班去了再把门关好。

‥‥‥‥‥‥‥‥‥‥‥‥‥‥‥‥‥‥‥‥‥

① 指的是临死前没有穿好衣服。
② 指的是奶奶两次病重，一次是2013年5月份，前文已经提及，还有一次是2014年10月份左右，也是住了院，后来又挺了过来。
③ 据说，凡是即将死亡的人，在阴间，庙里都会提前几天贴出榜单。另外，阴历初一和十五，祖先是可以回家的。奶奶去世那天，正好是阴历十五。
④ 这是他大女儿儿子的婚礼，因此大姑叫爷爷去她家喝喜酒。但因为这是大姑家，因此不能进门。

水仙打了个哈欠，爷爷走了，小福菩萨回来了，他问道："这个对啦？"母亲和姑姑们点头称是。随后就是关奶奶的仙了。同样的，小姑报上了奶奶的名字及死了多久。这次等待的时间略长，约莫过了十五分钟，奶奶才上身说话。其间，小福菩萨一直跟母亲、姑姑们聊着家常。因为水仙和我们都是认识的，小福菩萨对发生在各家的事也就比较熟悉，随即便聊起了我家隔壁大阿爷的病、大伯的病，还聊起了自己干女儿的儿媳妇，认为她不懂规矩。

忽然，小福菩萨说道："叫来这个是女的。跟着我来了。让她自己来讲讲看，讲得苦咯甜咯，都不要哭。让她清清楚楚讲，这里没有人接着①。她讲得对呢让她讲，讲不对呢也没有办法的。"接着水仙便又打了个哈欠，发出几声干呕的声音。

待她再次开口说话，声音比较微弱，语速也很慢。她仍是先认人，认一圈之后问道："大孙女儿也来的啊？"得到否定回答之后，她说道："今天不来的啊？哦，太远了。"紧接着便开始说自己现在的情况。奶奶去世后就到了庙里，土主老爷给她安排的位子是六十号。当问及这个位子好不好时，奶奶说道："好是好的。没做阿太呀，外头阿太没用的呀。②做阿太了么，就有好位子了呀。六十号么，更坏的也有，更好的也有。我两个孙女儿，排我到六十号我也够了。我自己想想看，两个孙女儿咯，儿子么等于真命天子咯。媳妇不要气不过，我这么说，阴间路上呀。我活着的

---

① 指当时没有别的人排队等待关仙。

② 外头阿太，指的是奶奶的外甥、外甥女等都已结婚生子，奶奶已经做了阿太，但这并不
　　是我们家的小孩。

辰光，两个孙女儿当宝贝的。"小姑应和道："所以要男孩呀。"

接着奶奶便说起了自己临死的情况。在这里，我用整理的录音，以对话形式呈现。其中"奶"指奶奶，也即水仙。"引"指我小姑，"水"指二姑，"妈"指的是我母亲。括号里的词是我标注的方言的意思。

奶：我么，满堂蜡烛拿到了，念佛篮拿到了。拿个藤椅给我的。我庙里拿到的东西，对啦？

引：对的。

奶：我死的辰光，我阿妈捧进捧出两件衣裳很久了，单单没得穿。

引：哎，怎么这么快的啦？

奶：我穿了随身衣裳①去的。对啦？我呢，赤脚的呀，鞋子没得穿的呀，做好了双鞋子摆在床里呀。我穿上呢，他们念佛场子上说死不来噶死的（不太容易死）。所以我呢不穿，等下穿好了当（以为）要死了，等下死死（死死看），不死呢，想想看，羞的咯，所以拿出了不穿的。

引：嗯。

奶：不好过（不舒服）呢，总噶十一点到十点半个辰光，不好过死了，干（口渴）死了。这个孙女儿去的辰光么，不好过也有噶点不好过了。

妈：那你那时候不好说一声的啊？

奶：说一声么，她要怕的咯。

....

① 指的是平时穿的衣裳，而非专门准备的寿衣。

引：你晓得（自己要死了）了？

奶：死不望（以为）死嘞，不好过么不好过了。

妈：你说噶一声么。

水：那个辰光水潮①也没去了嘛。

奶：不好过么不好过了，等下说了么，孙女儿要去读书了，读书么不去了，等下，死死么不死咯。

引：所以她怕么也怕呀。（此处，小姑对着母亲和二姑说的。）

奶：我就这么说。后来么，我想想看，自己坐起来，硬撑着坐起来。

引：你那件毛衣裳（毛衣）换掉咯。

奶：穿了一件。等噶等，死了活，到底不晓得，这么穿了一件去么，这一会儿总不冷的咯。所以我就穿了。成功不成功（身体行不行）穿了。鞋子拿出了。裤子么，帮了一件（指外面又套了一件）。这样么，不是赤膊来咯不是赤膊去。像现在这样么，嫌热噶点了。去的辰光呢，刚正好。冬天么嫌冷的，我这么跟你们说。

引：嗯。

奶：还有呢，我做好那两件呢，见菩萨那两件呢，你们给我穿好了，穿了呢，没得穿的。②我去的辰光两件衣裳呢，给我脱下来两件衣裳，没有烧给我啦？

引：给你扔掉了呀。那怎么办呀？

················

① 我父亲。

② 意思是，后来姑姑们给奶奶穿上的衣服，奶奶没有穿走，因为当时奶奶已经死亡。

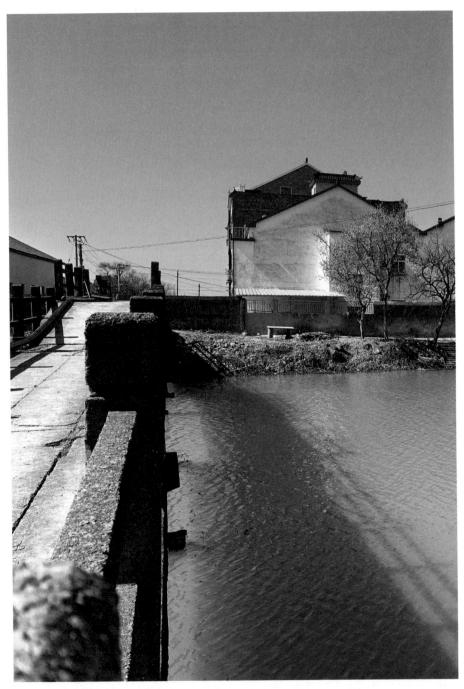

◎ 图4.6　九里河上的老石桥（沈燕敏　摄影）

奶：这两件咯，烧给了我么^①……洗洗过咯，晾晾干咯。

妈、水：不晓得呀。我们这种不知道的呀。

引：我们呢，湿光了咯，里面那件么皱光了咯，外面这件卡布衫么也皱光了咯，湿光了咯，放到哪里去呀。所以就丢掉了咯。河滩上扔掉了咯。

奶：扔掉了么算了。

小姑又问起了奶奶临死时候是否很难受，是否有"人"来叫她。奶奶答道："死死看回不来。说起来等着自己送噶一个终，终没得送啊，我一个人去了啊。你说起来阿妈衣裳湿光，你说起来阿妈嘴巴张开，总不好过咯去的，好过会去的啊？老爷他们来叫了么等不及了咯。"随后她便认为自己命中注定无人送终，"不像你大伯^②，摔倒在那儿，该应有命要穿，等着的"。

而当母亲和姑姑们都说到奶奶最后半个月里总是走来走去找人聊天，还去庙里念佛时，奶奶回复说："老老看么晓得了。最好跟他们做伴，坐那儿。心里想么要坐那儿闹伴伴噶点^③。所以我要走噶走，硬撑着去走一走呀。我最好见了一个人么，跟他们坐下了讲白相^④。"

随后，奶奶便开始告诫母亲和姑姑们："阴间路上去去看，苦的。"小姑问道："打啦？"奶奶回答说："打是还好。所以我现在跟你们女儿

---

① 因为这两件贴身穿的衣服是她死时穿着走的，所以此处奶奶要我们把这两件衣服烧给她。

② 指我爷爷的哥哥，也是水仙的父亲。

③ 指热闹一点的意思。

④ 讲白相，指聊天。

媳妇讲，自己念佛去么，正经念。阿妈一开始不用赔的，后来那两年不够的。赔掉了好噶点。"当问到差了几百声时，她说："几百声不晓得的。别人家都十二两银子到得来，你到不来么，拿了他们那点就要给他们咯。现在赔好了，拿到了一百廿几两银子，还有噶点嘞。"①随后，她又千叮万嘱，叫母亲和姑姑们用心，觉得身体不行就千万不要去念佛，念佛的时候也不要跟别人聊天。因吃饭问题，她又叮嘱她们在三年之内要念佛给她，但是不要用买回来的佛经，买的佛经她是拿不到钱的。②此外，她还嘱咐了母亲祭祀的事。一方面，她提醒母亲不要忘记其他祖先的祭日；另一方面，她又提到了自己，因为还未到三年没有户口，因此家里凡是遇到清明这种大祭祀时，需要在桌子东边多放一个盅儿③。只有这样，奶奶才能坐到桌子边上来，否则是轮不到她上桌吃饭的。

　　接着奶奶提到了钱的事。

　　　奶：那我念佛篮里两个铜钿（一些钱）了呀，见咯不见呀？

　　　引：两个什么铜钿呀？

　　　奶：我念佛篮的铜钿呀。

　　　引：阴间铜钿咯，阳间铜钿呀？

······························

① 念佛时主要是念"阿弥陀佛"，用"声"这个量词来形容。请人来念佛，是要付钱的。在这里，似乎阴间有一个衡量标准，看一把佛经烧完后有几两银子，以此来对应阳间该人获得的钱。若打瞌睡或聊天，念的佛少了，银子就会相应减少，于是多拿的阳间的钱就要赔偿了。

② 每户人家每年都会叫村里的老奶奶们来念佛，往往要念好几天。但有的人家家里平时没人，老人去世了，年轻人要上班，小孩又要上学，于是便直接买佛经回来。

③ 指祭祀时用的酒盅，盛酒盛饭都用它，相当于碗。

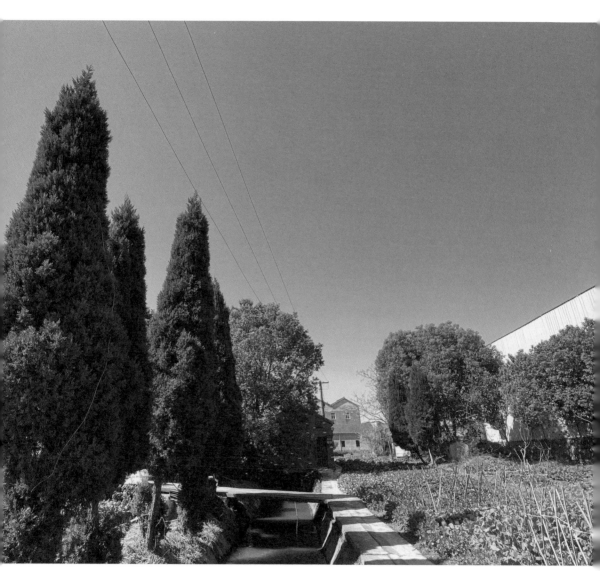

◎ 图4.7　九里河边的水渠与菜地（沈燕敏　摄影）

奶：阳间铜钿呀。好几处嘞。

引：你几处地方呀？

奶：我席底下（草席底下）也有的呀。

引：你几处地方，你说说看。

（小姑问完，大家都笑了。）

奶：席底下么都是大钞票，念佛篮里么10块头5块头，对不对？

引：对的。

奶：席底下么50块100块。

水：50块头没的，都是100块。

奶：我说起来么50块100块大钞票。

引：念佛篮的钞票你不晓得了噢？

奶：晓得的。

引：那你里面的铜钿潮了嘛，很长时间了噢？

奶：潮么，我放那儿么，放念佛篮里么你们总不会给我烧掉的呀。你大伯这两个铜钿寻不到么，我放在念佛篮、席底下么总寻得到了咯，见咯不见呀？

引、水：见的。

奶：那你们拿到了呢，这点铜钿当中呢，念噶点佛给我。我念不来了呀。我自己赔他们噶点么，我自己拿了他们点么念了噶点。听得来啦？

引：听得来的。

其实，除了这两处地方，奶奶当时贴身穿的衣服口袋里也有几百块钱，但这里她并未提及。

之后，话题又转到了我和妹妹身上。奶奶和爷爷的意思差不多，就是希望我们留一个待在家里，她担心万一我们都嫁了出去，这边没了人家，父亲、母亲死后就无人供养，连带着爷爷、奶奶也就无处吃饭了。此外，耶稣也不能信，一旦信了，或者说找了一个信耶稣的对象，那么在阴间的亲人是要吃苦头的，只能靠流浪乞讨为生。

可见，灵魂之间也有着地位的差别。奶奶说："阴间路上看看，没有元孙咯，吃亏呀。"当她在阴间见到以前村里的人成了阿太，坐的位子比自己好时，她便有些眼热。因此她说道："大的孙女儿岁数大了，我也担心的，并了么就并了①，小孙女儿叫她招进。第一个生出来的小孩一定要归我们。我们要去升噶一截位子。"

最后，终于说到了烧东西的事。奶奶说了她需要的东西，除了自己已有的衣服裤子，她还需要一双九金子鞋子②，一双棉鞋，一双白色的袜子。她还提到了自己的裙子，询问那两件裙子③是否都还在。小姑回复道："一件去世时给你穿走了，一件就这次接丧打算烧给你，另外又给你买了一件新的紫色裙子。"奶奶点了点头，"今天烧给我的呢，好穿的，上次么你们活人头上光彩。④今天烧给我么，我到荷花会⑤里去要穿的。"然后，她

· ·

① 指的是两家并一家这种婚姻形式，主要流行于长三角地区。往往女方会生两个小孩，一个随母亲姓，一个随父亲姓。

② 死人才穿的鞋子。布鞋，手纳的鞋底，鞋帮上绣着花，走起来很是轻便。

③ 老人去庙里念佛的时候会穿，穿在裤子外面。

④ 指的是那时候奶奶刚去世，还没搞清楚自己是人是鬼，所以烧给她的东西她也拿不走。

⑤ 7月荷花会。湖墩庙每年7月都有荷花会，有很多人去念佛。此处当然指的是阴间的荷花会。

便交代要烧在自家门口的家圩场那边，所谓滴水为家①。烧的时候，要将衣服折叠好，放进箱子里，外面再用袱儿包好，这样一来，爷爷就比较好背。还有要紧的一点是，必须用纸写上奶奶的名字，烧之前，用黄酒或红糖水绕着包袱浇一个圈，只有这样，"别人"才拿不走。当小姑问说要不要再去做点衣服②时，奶奶说道："不要做了。做呢，还是念了佛给我，我自己去做。我叫阿都师傅③去做。"

奶奶快要离开了。离开之前她还提了一下和爷爷的关系，"这个骂人精④现在对我好了"。听到"骂人精"这个词，母亲和姑姑们都笑了起来。接着她又交代了一遍祭祀的事，以及两个孙女儿的婚事。最后还不忘说道："你们上班去了么，门关关好。"一如她往常的语气，然后伴随着一句"我去了"，便离开了。

水仙打了个哈欠，小福菩萨又回来了。他又确认了一遍来者是否是正确之人。

> 仙：是啦？
>
> 水、引、妈：是的。
>
> 仙：是么最好。你们听听看是的啊？
>
> 水、引、妈：嗯，是的。
>
> 妈：几个人啊认得出的嘛，认得来的嘛。

....

① 指屋檐下方。下雨时，水从屋顶滴下来的地方就是家圩场。
② 奶奶生前的衣服都是买了布拿去给裁缝做的。奶奶穿的那种老人家的衣服很难买到。
③ 阿都师傅生前就是做衣服的裁缝，在隔壁村。
④ 奶奶生前总是用"骂人精"这个词指代爷爷。

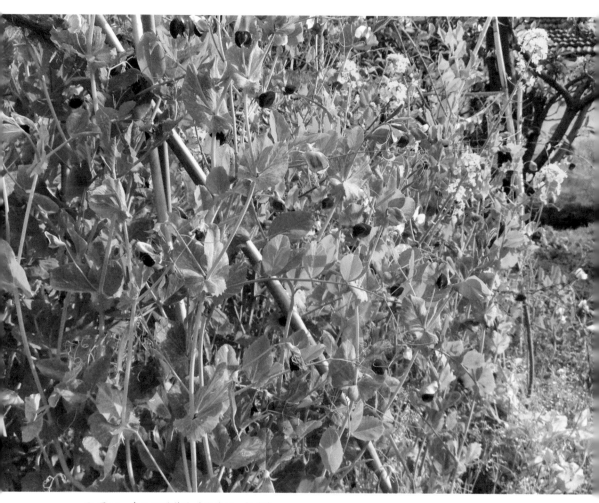

◎ 图4.8　春天里的菜地（沈燕敏　摄影）

仙：认得来么，你们来的辰光干女儿上身了，已经不认得你们了，对不对啊？

水、引、妈：嗯。

仙：好了。

这天回家，母亲和姑姑们便按照奶奶说的分头去准备东西了，当天下午，就把这些一并烧给了奶奶。

三、奶奶的百日①：魂在何处

听村里人说，因没钱用，我奶奶的鬼魂还时不时地在我家附近出没，甚至还去看了小阿姆家的小孩②。这样的流言传到小姑耳朵里，小姑听着很不舒服，当时我刚好在家，她便带着我去水仙那儿关了一次仙。但事情的缘由，要从奶奶的百日说起。在此之前，先让我说一下发生在小阿姆家的事。

阴历七月是鬼月。据说从七月初一开始，鬼门大开，鬼都放假了，得以出来阳间游荡。就在初一这天下午，小阿姆家不满5个月的小孩忽然发起烧来，哭闹不止，于是他们全家出动，带着小孩到临平③儿童医院看病并配了药水回来。结果喝了两次吐了两次。到了晚上，用体温计一量，烧到了40摄氏度。全家立马又集体出动把小孩送到了杭州儿童医院。待看完医生回到家，已是半夜一两点。医生的说法是，小孩每过5个月都会生一次病，是正常现象，不用太过担心。回家后，按照医嘱，给小孩喝了药水，小孩终于没有再吐，随后沉沉睡了过去。

· ·

① 死后一百天，家人要举行重大的祭祀仪式。
② 据说，去世之人的鬼魂是绝对不能看人的，要是看了，那个人就会生病。
③ 杭州市管辖的一个镇，离我们家较近。

　　第二天一早，小阿姆早早起床，立马准备了一个吃饭凳，放上一碗米饭一个菜，点上香烛，在门口拜了拜。小阿姆认为，小孩突然生病，可能是野鬼作祟，这野鬼就是来要点吃的。若拜完后，小孩能好转，那也是值得的。

　　等忙完，小阿姆就抱着小孩出来了，隔壁阿娘①正好去河边淘米，立马就上前跟小阿姆交代了一件事，她说是吴妈②说的："你公公跟吴妈讲的，叫你最近不要抱着小孩去东面、南面。"阿娘还说道："小孩么，五月、七月，外面少抱抱。"小阿姆埋怨道："这个我倒是晓得的。就是我儿媳妇不太讲究呀。她姑姑就在南面呀，有辰光么就抱着小孩去了。"③

　　其实这本来跟我奶奶不相关。虽然小阿姆也没提到我奶奶，但这不禁让我想起了奶奶去世不久时小阿姆做的一个梦。在去世的一个星期前，奶奶总喜欢去小阿姆家坐坐，看看小孩，她总说："这是我们沈家门的宝贝呀。"每次去，她总能逗得小孩咯咯笑。听人说，要是小孩在一个老人面前总是笑，那么这个老人就还能活好几年。临死前四五天，她一次都没去看小孩，小阿姆不放心，还专门过来看了看。只见奶奶手里拿着佛经，正低着头坐在门口，像是睡着了似的，脚边还吐了很多痰。看来是最近又开始咳嗽了，她也是怕影响到小孩，就不再过去了，小阿姆如是想。谁也没有料到她会去世得这么突然，所以那天父亲去小伯家报丧时，小阿姆一直不敢相信。

· ·

① 第二章所述沈家门里第四户人家的老奶奶，是我父亲的阿婶。

② 吴妈是胡家里较为有名的阴阳眼，她能看到鬼魂，有时也会帮鬼魂传递消息。因经常一起念佛，隔壁阿娘与她关系较好。

③ 小阿姆的媳妇是云南人，她姑姑也嫁到了我们这儿，就是吴妈的儿媳妇。

一天，小阿姆的儿媳妇抱着宝宝说了句，"现在阿太走了，也没人过来逗你了，还有点冷清了"。当天晚上，小阿姆便梦到了奶奶。梦里，小阿姆站在腰门这边，小孩则在大门口靠里的小推车里躺着，忽然她看见我奶奶就坐在小推车一旁的椅子上。小阿姆知道我奶奶已经去世了，便有些害怕，她没敢往前走，只是一个劲儿朝我奶奶挥着手喊着："你给我出去，不要待在这里，这是我家，你不要进来。"可是我奶奶仍是不动。小阿姆哭着醒了过来。在她看来，要是死人看了小孩一眼，小孩是要生病的，所以她希望奶奶赶紧离开。奶奶去世后，天刚有些擦黑，小阿姆便不再抱着小孩出门，她害怕奶奶依着生前的习惯去看小孩，特别是当奶奶还不知道自己是人还是鬼的时候。

奶奶的百日是阴历六月二十六。在阴历六月十五那天，湖墩庙里念佛，我便去庙里做了一次田野调查，没想到居然遇到了同村的好几个老奶奶。一到休息时间，她们几个便围了过来，"你奶奶就要百日了，念点佛给她"。我回答道："我爸已经买了些，再加上她自己生前为自己念的，差不多够了。"她们一致说道："买的佛她拿不到的，她自己念的也少的。念上两堂佛么，有得用用了。"随即吴妈问道："听说你奶奶赔了很多钱啊。"其他阿娘也一并应和着并好奇地看着我。我不太清楚她们是如何得知的，只好如实相告。她们感慨了一番之后便离去了，离去之前还不忘提醒我："你奶奶没什么钱的，这次百日么，念点给她。"后来，父亲便去跟隔壁阿娘商量了念佛的事。[①]

....

① 隔壁阿娘是我们村念佛事宜的负责人，念佛是需要排队的，类似于预约。

一个星期后，终于轮到我家念佛了，连着念了两天。第一天来了11个人，第二天来了10个人。从上午7点多开始，念到11点，午饭时间休息一个小时，再从12点多念到下午2点半，一共约7个小时。开头和结尾念的是心经，其余念的都是阿弥陀佛。报酬是一人15块钱，不包午饭，但下午需准备些小点心，另外还需准备些茶水。其间，一个阿娘因有事迟到了一会儿，而另一个阿娘家里来了客人，念了两个小时便回家了。父亲本意是也给她们15块钱，但她们坚决不要。她们认为，念了多少佛就拿多少钱，绝不能多拿，否则到了阴间仍是要还的，于是父亲便收了她们还的钱。

念佛的阿娘里，吴妈也来了。念完佛后，她便跟隔壁阿娘说了在我家看到的一幕。她说她看到我奶奶还待在她的房间那边，还说我奶奶被隔壁老太婆①骂了几声，想来总是不让她去看小孩。于是，村里的老奶奶们都知道了我奶奶还没去庙里，传着传着，不知怎么，就变成了我奶奶因为没钱，要去小阿姆家作弄小孩要钱了。这话传到了小姑耳朵里，小姑心里觉得难受，于是就有了去关仙这件事，这已是在奶奶去世后的105天之后。

另外，六月廿九这天，也就是小孩生病的前一天，是我们沈家门几户人家祭祀的日子，这天是父亲爷爷的祭日，所以也有可能是他看了一眼小孩也未可知。这是后来小姑来我家跟父亲说起关仙这件事时提到的。

接下来，我就来说说这第二次关仙。小姑之所以带我去，其实是我之前要求的，因为我没有见到奶奶最后一面，心里一直觉得很遗憾。而上次关仙，我也不在家。故这次，便一定要小姑带上我。这是我第一次去关仙，第一次见被鬼神附身的水仙，也是第一次见已去世的奶奶。

....

① 已经去世了的金魁的妻子，也就是小阿姆的婆婆。

这次去，小福菩萨刚落身①，等了好一会儿仍没来，于是水仙又起身点上了三炷清香，拜了拜。其间，她和我们聊天，说起自己大阿哥②的病，还有隔壁大阿爷的病。我则观察着她的小房间。

这个小房间是专门重新建的。一层的小平房，二十几平方米。房间布置得很简单，门朝东开，一进门，便见西侧墙壁上简单布置着一个神龛，即在墙壁中间做了一个约1米长、1米宽的方形凹槽，里面放着些茶叶、白糖、酒等，凹槽两侧分别贴着两幅字，左边写着"通灵侯皇小福大神"，右边写着"大慈大悲观音大士"。凹槽前方是一张小小的桌子，桌子前方是香灰堆起来的"香炉"，上面点着几炷香。而桌下，便是一个放香灰的铁锅。水仙就坐在桌子左边，手里拿着一把小扇子。房间里还放着些椅子，供来客小憩。

过了一会儿，水仙打起了哈欠，小福菩萨终于来了。问清来意之后，他便去叫了奶奶。水仙又开始发出干呕的声音。接着奶奶就上身了。一上身，奶奶就伸手指着我道："我认个宝贝孙女儿，对不对啊？"一瞬间，我的眼泪就掉了下来。虽然声音不像奶奶，但我仍是感受到了一种久违的亲切感。接着她便说道："心里想着读书读书，奶奶死啊不在这里。"随后她对我提了一些要求，跟上一次差不多，她仍是要求我工作不要走远，留在家里，不要嫁出去，不要信耶稣。另外又刻意交代了一遍祭祀的事，特别是三年内祭祀时千万要记得多放一个盅子。

....

① 指小福菩萨刚离去，与上身相对。
② 也就是我的大伯。

　　接着，她对小姑说道："阿妈自己，好时好日①，不叫你们去，说不出口呀。"随即便说到上次烧给她的衣服她已经拿到了，但是"没有穿走，总是有点不称心"。

　　她还提到了大姑。她说自己在那边身体还没好，刚能下地走走，于是每到初一、十五，大姑就会赶到湖墩庙②，为奶奶洗衣服。

　　然后，她提起了大伯的病。她在阴间见了大伯的母亲，她对奶奶说起了儿子生病的事，于是奶奶对小姑说："她这个儿子，救了几次，钞票浪费了。一会儿买回来，一会儿买回来，要多少银子啊！这次快六七十两了。叫她哪里去多出来啊？等于命没了一样了。这么跟你说，所以阴间要钞票呀。有钞票么，一下拿了就去了咯，有噶一点就救救了咯。③她还说，这次跟这里的菩萨借了借，说起来么，是待在她女儿身上的咯，他有钞票的，跟他借容易的。"紧接着她就交代小姑祭祀时一定要用心，念佛的钱不要省，"你阿姆还说，祭日，儿子就烧给我两三把佛经，这种难头叫我怎么顶啊"。小姑问道："一把佛经噶多少呀？"④奶奶笑了笑，说道："不说话么二两三两都有的，说说话么只有一两多噶一点。"⑤

· ·

① 指那天是她大外甥结婚的好日子。

② 因为大姑嫁的地方较远，死后待在另一个庙里，因此需要赶过来。

③ 指要是阳间的亲人发生什么不好的事，阴间的祖先就可以拿出钱去救。

④ 指烧一把佛经在阴间能拿到多少银子。

⑤ 指念佛的奶奶要是不闲聊不偷懒，亡者拿到的银子就会比较多。即便按一把佛经三两来算，要凑够六七十两，也需要20多把佛经。在亡者祭日，一般烧两三把佛经，一年一祭，那就需要六七年时间来累积。虽然还有清明、冬至等大的祭祀，会烧10多把佛经，但这钱是由祖先们共同分享的，平均一人能拿到一两把佛经的钱就不错了。若是这样算来，阴间确实是苦的。故此，阳间亲人的祭祀也就显得尤为重要了。

小姑顺着话题便问起奶奶百日那天收到了几堂佛①。

引：那钱都弄给你了，你全收到啦？

奶：你们现在么三年满咯，断七咯，你们也给我拜忏的咯。对不
对啦？

引：哎。

奶：这次百日么念了一堂佛给我咯，对不对啦？

引：到底噶几堂呀？

奶：两堂啦？

引：四堂呢。

奶：百日四堂啦？

引：你不要说一堂。你儿子一堂，你自己念了一堂，你自己念好一
堂的。

奶：我这堂念念没的。

引：还说我这堂念念没的呢？（笑）我买么不去买的，我自己
家里念了两堂，跟小阿姐（我二姑）一个人一堂。是不是啦？有咯没
么，总有噶点的咯。

奶：有的。我这堂少噶点。

引：我们的多啊？

奶：你家里念来当中么，你们大人家要来夺的呀。

引：那我也要念噶点来的咯。

---

① 一堂佛就是约10个老奶奶念一天。

……

引：拿到的啊？一堂不止的。

奶：拿到的。儿子他们念了一堂给我咯。对啦？

引：对的。

（奶奶立马又问起了钱的事，小姑则又确认了一遍。）

奶：我还要死了不放心。我的钞票你们拿到啦？

引（笑）：拿到的，拿到的。

奶：我藏的几个地方你们总找得到的。

引：你倒是说说看。

奶：我席底下呀，我的念佛篮里也有呀，我身边的袋袋里也有噶点的呀。

引：蛮灵清的。身边的袋袋里噶400块钱。

奶：我放袋袋里的。我藏念佛篮里么，担心跟你们大伯一样，死了找来找去找不到，念佛篮么你们总拿出来给我看看的咯。

引：念佛篮看看，1000多块钱呢。

奶：我席底下也有的咯。

引：有的。

奶：你们拿到了多少呀，我今天有气力问问看。

引：一共3000多块钱吧。

奶：存银行不存的，全是钞票。给他们的咯？

引：我会拿的啊？给他们的呀。

奶：我就这样问问看呀，拿到了么好了呀。你们女儿会要拿我的钱的啊？

引：对的。

奶：拿到了么给儿子了么，总是阿妈做出来的，说起来么这点。

引：袋袋里么，身上穿的这件衣服，洋夹（钱包）里，我给你换了件衣服换掉了么，扔在了边上，我想想看不放心就袋袋里摸摸看，小的洋夹里四百块钱。给你媳妇的。一共3000多还是4000多啦。我也不灵清了啦。

奶：念佛念出来的呀。对啦？

引：对的。念佛篮里都是念佛念出来的，都是十块的呀。

奶：念佛念出来的，有噶一次么换噶一张。我要烦（说）了咯，外甥啊，三个外甥，酒（喜酒）吃好的。有咯没么，有噶一张红纸（指红包）的。家里两个孙女儿，我一张红纸都没有的，给了他们么，总说起来爷爷没，奶奶没，这点钱他们拿了么好了。

引：对的。说起来两个小孩。

奶：说起来么总要有噶一张红纸的。我三个外甥都有红纸的咯，两个孙女儿，我一张红纸、被（被子）啊没有做一床的。钱在那儿么，买噶点金货啊，买噶点棉絮，总好买的。

在我听来，这是奶奶的一片心意。尽管奶奶之前要求我留在家里时语气有些强硬，但此刻，我仍是感觉到了温暖。

随后，奶奶又劝小姑不要再与姑父怄气，说如今自己已经不在了，没有人可以让她依靠着吐苦水了。她还交代小姑、二姑、父亲要团结，"为结①么，别人家打枪打不进的"。

最后又交代我道："将来结婚了拜阿太么，糖多放噶点，我要分噶分的。"伴随着一句"待家里噢"，奶奶就走了。

打了个哈欠之后，小福菩萨回来了。他紧接着笑着说了一句："死了还不肯，叫你们待家里待家里。"小姑立马问起了小福菩萨："她待在庙上的啊？"

仙：庙里呀。

引：那家里待噶待咯，待不待的呀？

仙：她么也要喜欢家里来噶来的咯，家里么初一月半来噶来咯。

引：另外么庙里的？

仙：另外么，白天庙里，夜里坟上咯。家里不好待的。

引：家里不待的？

仙：嗯。

引：那他们说她待在家里的咯。

仙：谁这么说呀？你们哪儿谁见啊？

引：有噶点风语。

仙：庙里不待的啊？

引：他们说待在家里的咯。说待在死的地方咯。来么总来噶来么，那个地方待着呀。

仙：乱烦噶烦（乱说）。庙里的呀。还要经常待家里做啥。她

....

① 为结，方言，团结之意。

么，本来待待那个地方么，稍微落场噶点。对伐？有人见啊？

引：见是也没人见的，就是我们那儿那个吴妈，有噶点阴阳眼睛的。

仙：你们那儿这个嘴巴不准的。叫我干爹讲起来不准的。还么还好。叫我讲起来，我庙里叫来的，我小福大神庙里叫来的嘛，怎么会在家里呢？

引：这次念佛咯，家里来噶来也说不准的。

仙：哎。看到么就影子这么一个很快的，待这儿一天总没有的咯。稍微那里到噶一到么去了咯。个影子咯，对不对？

引：哎。

仙：待那儿还好。这次干爹讲她走进走出吃得消了。

所以说，奶奶是待在庙里的。不知为何，小姑并没有直接问奶奶，也许是怕奶奶听见了心里难过。回到家，小姑便向父亲说了今天关仙的内容。小姑知道奶奶在那儿待得不错，也就放心了，而父亲本来就不太关注流言，直到小姑说了，才知道发生了这事。

对我来讲，这是第一次关奶奶的仙，其间我并没有与奶奶有过多少对话，都是小姑与奶奶对答，而当时的我，一直在忙着擦眼泪。此外，面对这样一个奶奶，我有那么一丝陌生感，因此也就不太愿意过多交流。这主要是因为奶奶说话的语气与生前很不一样，此时的她说话更为爽朗利索。就拿要求我结婚留家里一事为例，奶奶生前并未如此着急，态度也并不强硬。而关仙的时候，她却口口声声要我招婿，她甚至还用反问的语气质问我。比如当她问我以后工作回不回来时，我说了句"不晓得"，她便质问

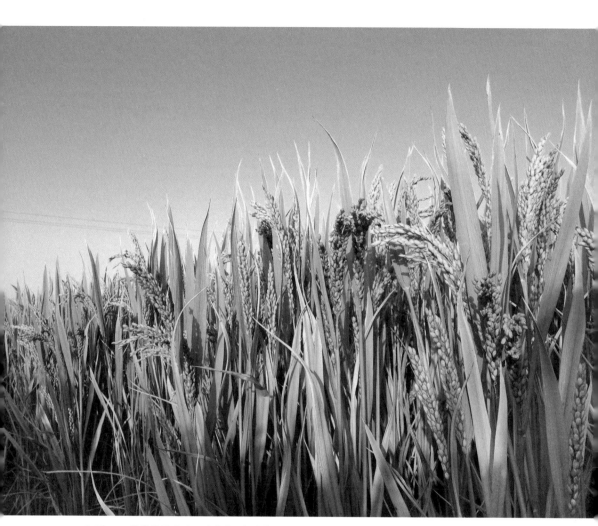

◎ 图4.9　等待秋收的稻田（陈苗　摄影）

道："奶奶抱你抱到这么大，你怎么会不晓得呢？"这样的话语让我有些难过，我始终认为，不论生前还是死后，奶奶都不会用这种语气与我说话。我就奶奶的语气一事与母亲、姑姑们谈起过，她们也有同感，但这并不妨碍她们相信关仙婆是真的叫来了奶奶。

四、生与死的联结

（一）仪式中的身体实践

在葬礼上，我们可以看到很多有关身体的实践。正是在这样的实践中，生者在某种程度上感觉到了与死者的联系。死者已矣，但生者与死者之间情感的纽带并未断绝。

首先是"拜"这个动作。在葬礼上，生者会"拜"亡者，我们称之为"作个揖"。作揖一词值得玩味。作揖时，男性往往是双手抱拳，略弯腰，双手由胸口至下，来回三次。女性则既可抱拳，也可双手合十，同样来回三次。而到了死者祭日的时候，死者已成为阿太，在家进行祭祀时我们称为"拜阿太"，而此时拜这个动作就叫"拜拜阿太"，不再称为"作揖"。作揖，在古代也可用于凶礼，但更多的是用于生者间的礼仪，主要用于主宾之间。[①]在葬礼上，死者新丧，生者并未将之视为完全意义上的死者，因此行的是揖礼。等死者经过一定时间成为祖先之后，就成为祭祀的对象。虽然在动作上，"拜拜阿太"和"作个揖"并无甚区别，但仅从称呼上，就能看到生者对死者态度上的差异。作揖，是以对活人的态度表达尊敬，而拜则有一种敬畏之感。此时的拜，等同于走进庙里拜菩萨的拜，

----

① 彭林译注：《仪礼》，中州古籍出版社，2011。士冠礼、士昏礼、乡饮酒礼等篇，其中宾主间都有作揖之礼，如"揖入""主人与宾三揖"等。虽然主宾间也有"拜"，但"拜"更为郑重，"揖"则更为亲和。

已然有了一种"刻意将自己置于较低地位，并表达尊敬或敬畏"①的成分在里面。

其次，跪拜。在这次葬礼中，一共有三处跪拜。一次是母亲在灵堂内，一旦有客人前来吊唁并对奶奶作揖，母亲就要回敬跪拜之礼。一次是报庙时，姑姑们跪拜着进入土主老爷殿内，边跪拜还边哭诉。最后一次则是在火葬场，奶奶要被推进去火葬之前，我们集体行了跪拜礼。母亲的跪拜，更多的是表达一种对来者的感谢，在这样的互动中，吊唁者无形中从我们这些至亲身上分担了一部分悲哀。而在另外两次跪拜中，我则深深地感受到了一种来自死亡的强大力量，不可避免而又无限哀伤。生者对死者的眷恋与不舍，死者对生者的牵挂与嘱咐，虽已阴阳两隔，但在这跪拜之中，生者与死者往昔的情感牵绊一一重现，这既是一种关系的结束，又是另一种关系的开始。

再次，拿引魂香。从火葬场回来，一路上我小心翼翼拿着点燃的香。这香，一旦开始拿着，便不可转借他人之手，亦不可让它熄灭。汽车开得比较快，车内又有人晕车，便开着窗，于是我就需要时刻注意着。风大的时候，它燃起来倒是很快，但我又怕风太大，一下子把它吹灭了。一路上，我真的是战战兢兢。我怕这香一旦灭了，奶奶就不能跟着我们回家了。虽说从小接受的是无神论教育，但此时，奶奶的鬼魂是否真的存在一事于我已没有了真假之辨的意义。此刻的我，情感完全战胜了理智。何况历来人们都这样做，那至少这样做便不会有错。于是，我认认真真拿着

....

① Peng Mu, "Shared Practice, Esoteric Knowledge, and Bai: Envisioning the Yin World in Rural China"（PhD diss., University of Pennsylvania 2008）, p.11.

香，一车的人则断断续续呼唤着奶奶。就在这一炷香上，阴间与阳间得以联结。另一次则是接丧时，把奶奶的鬼魂从她的房间接到大门外。这次也需要点一炷香，直到整个仪式完成之前不可熄灭。其间，父亲还需拿一个凳子将她接出来。这很像一种表演，但对"表演者"来说，这是个严肃的仪式，只有经过了这个仪式，不管是生者还是死者，才能顺利进入下一个阶段。

也许对九里村村民来说，"来到人世本身就被视为一种再生"[①]，于是在某种意义上，死亡与出生是一样的——它们都需要经过一个阈限期，通过一定的时间与仪式，才能被新的世界所接纳，也即范热内普所说的"使个体能够从一确定的境地过渡到另一同样确定的境地"[②]。由此我们可以看到，葬礼过后还要举行三朝、七七、百日、三年满等仪式。在这三年中，近亲须一日三餐侍奉亡者，亡者每天也会回家吃饭，直到三年之后亡者在阴间有了户口，他才算真正成为阴间的"人"。与之相应，婴儿出生之后要历经洗三朝、满月、百禄儿[③]、周岁等仪式才逐渐被接纳为村子里的人。这种从生至死、死而复生的循环模式，表达着人们生生不息、循环往复的宇宙观。同样的，与天上明月的阴晴圆缺相关联，初一是新月、十五是满月，它们象征着无尽的开始与结束，于是阴间的鬼魂也就得以在初一、十五重新回到人间，回到生前的家。

---

① ［法］阿诺尔德·范热内普：《过渡礼仪》，张举文译，商务印书馆，2010，第117页。
② 同上书，第4页。
③ 即小孩出生之后第一百天要宴请近亲，小孩子在这天要穿上一双老人的鞋，象征性在地上走几步，这个老人必须是长寿且儿女双全的。这天，舅舅、姑姑等还须送新鞋子。

在进行这些仪式时，似乎总能给人这样的错觉，村民们都相信人死后是有灵魂的，因此，人们才会谨慎地完成这些仪式，以求亡者安息生者平安。但事实上，村民们并不都这么想。当我问及母亲相不相信世间有鬼，若没有鬼为何还要祭祀时，母亲说道："不可不信也不可全信。大家都这样做么，就做做好了。拜阿太，也是一种纪念。不然你人是从哪里来的呢？"此外，小伯虽坚称世上没有鬼，但在葬礼上，他亦是努力扮演着自己的角色，甚至帮忙喊着"老太婆，快上车"。而小姑的儿子对鬼神之事嗤之以鼻，认为这都是迷信，但在葬礼上也仍是该拜就拜。可见，信不信，与做不做并无多大关系。信不信，可以是个人的事情，但做不做，是一个群体的事情，由不得个人，否则这个人就极有可能被群体排斥，沦为村落的边缘人。在这种情况下，"做"已然成了村落衡量孝道的一种集体的道德规范。因此即使小孩出现在这些仪式场合，也会被要求学着大人的样子作个揖。为了这种集体表演的成功，每个人都选择将社会化自我（socialized self）①的一面展现出来。

这些在仪式中通过身体的展演所表现出来的生者与死者、阳间与阴间之间的联系，其实更多的是一种出于情感因素而体验到的真实的感觉。不舍、后悔、悲伤、无奈，甚至恐惧，都融合在这些身体动作中，一定程度上是对自己情感的宣泄，也是对死者的一种补偿。

如果说以上所展现的只是生者独自描绘的另一个世界的朦胧图像，那

① ［美］欧文·戈夫曼：《日常生活中的自我呈现》，冯钢译，北京大学出版社，2008，第45页。

么接下来所呈现的，对村民们来说，则是可以作为证据的来自另一个世界的截图。

（二）与亡人的对话

亡人附身于关仙婆，得以和生者进行对话。然而生者如何确定聊天的对象就是亡人？其实，这有种博弈的感觉。去关仙的人并没有完全信任关仙婆，而关仙婆或者说地方神也并不介意村民们的这种怀疑，反倒会借此来彰显自己的灵验。

关仙的第一步就是亡人认人。如果说他能正确说出前来关仙的人是谁，那么这第一关就过了。特别是当亡人用的称呼是生前用过的，比如我奶奶叫我爷爷"骂人精"，称我为"宝贝孙女儿"。但我发现，亡人在此过程中绝不会直接叫生者的名字，而是用两人之间的关系来称呼，比如女儿、媳妇等。而且在此后的谈话中，他也不会提及任何生者的名字，用的都是这种称谓。在九里村，特别是天已擦黑，若一个人听见有人叫唤自己的名字，在还未确定是谁之前是绝不能应声的。从小我就被告诫过好多次，若来者不是人，而自己又不假思索地应了，那么这魂可能就会被叫走。[1]人的名字中似乎蕴藏着一种魔力，也许是因为这个缘故，亡人便不再以名字称呼自己的亲人。

....

[1] 日本还有"呼名之怪"的妖怪，即这个妖怪通过叫人的名字来夺取该人的灵魂。可参考
　　［日］柳田国男：《妖怪谈议》，贾胜航译，重庆大学出版，2014，第94页。

　　接下来，亡人会讲述自己死亡的过程及遗言，这对生者来说也是一种再确认。特别是像我奶奶这种去世时无人送终的，那么询问她临死时候的情况便是必不可少的内容了。我奶奶在讲述的时候，一方面强调自己去世时的穿着，比如穿着随身衣服走的，没来得及穿鞋子等，另一方面也会强调当时的难受以及不告诉子女让子女陪伴的原因。对生者来说，得知亡人如何一个人孤独地面对死亡，既是一种折磨，又是一种宽慰。虽然身不在现场，但至少知晓了当时的情况，所以谈及此处，生者往往会声泪俱下。而在亡人的遗言中，最重要的有两点，其一是对财产的交代，其二是对生者的要求。所说的钱财准确与否，是衡量关仙婆说得准不准的重要指标。拿我奶奶的例子来说，第一次关仙，关仙婆准确说出了两处放钱的地方，一是床席底下，二是念佛篮里，并且指明了币值的大小。而第二次关仙，她又补充了一处放钱的地方，即自己的口袋。因为奶奶生前对自己有多少钱也并不清楚，所以关仙时也未能准确说出钱的数目。但仅仅就放钱的地方，便足以让母亲和姑姑们相信这是奶奶在说话。即使第二次关仙时，奶奶并未准确说出百日那天她拿到了几堂佛，小姑也并未有过怀疑。后来我发现，母亲、姑姑们在向别人讲关仙的情况时，往往也只会说关仙婆说得对的地方，比如她们会强调关仙婆准确说出了奶奶放钱的地方。事实上，她们并不是刻意要宣传关仙婆，更多的是在表达自己的惊讶与喜悦。这种惊讶与喜悦，来自和已经消失在这个世界的亲人之间的联系。无意间的，这种朴实的感情造就了农村闲聊叙事的一个重要特点，即可述性。①而这种

① 吴飞：《麦芒上的圣言：一个乡村天主教群体中的信仰和生活》，宗教文化出版社，2013，第113—115页。

可述性又无意间造就了关仙婆灵验的故事传说。至于对生者的要求，首先便是说清自己需要些什么，好让生者进行准备，特别是亡人生前自己的衣物类，哪些要哪些不要，都需要交代清楚。其次便是对后代的嘱咐，比如奶奶要求母亲和姑姑们认真念佛，要求我必须留家里，等等。

在聊完这些之后，生者对亡人的身份早已不再怀疑。正是建立在这一基础上，亡人讲述的有关另一个世界的信息，才会被生者认可并相信。这也是一种知识的传递，这种知识可以教会活着的亲人如何更好地活着，又如何在死去后顺利进入那个世界并继续更好地"活着"。那么，通过"亡人之嘴"，村民们所认为的与阳间相对的那个世界究竟是怎样一种存在，我尝试总结了以下几点。

首先，是临死及刚死时候的相关事宜。小姑似乎对此事很关心，关仙时会较为急切地询问奶奶是否有人来抓、是否会挨打等。可见小姑对这些事早有耳闻。在奶奶零碎的描述中，我总结如下：人在临死时，庙里的土主老爷会派人来叫，即小姑说的"抓人"。一旦他们来了，魂就只能跟着他们走了，一刻也不能等，即便那时还未穿好衣服。虽然魂走了，但此时亡人并不知晓自己已经去世，还处于浑浑噩噩的状态，类似于佛教讲的"中阴身"。至少要过完"七七"之后，亡人才知晓自己的死亡，因此关仙也必须要在"七七"之后才行。也只有在这个时候，烧给他的东西他才能拿走。接着，在去往阴间的路上，每个人都会挨一顿打，至于是谁打、为何打，则并不知晓。当小姑问及奶奶被打得厉不厉害时，奶奶只回答说还好，便不再多说。此外，刚到阴间，还会清算一次账，特别是有关念佛的。也就是上文提到过的，拿了人家的钱，但结果没有念到那么多声阿弥陀佛，即使在阳间不需要还也无从还起，到了阴间，也仍是要还的。经奶奶这一说，相信母亲和姑姑们以后若是念佛，必定不会掉以轻心。而在奶奶的这一说辞在念佛场子上传开后，也就有了两位老奶奶非要还我父亲几块钱的事。死去并不意味着烟消云散。因此亲人们在为亡人超度时，拜忏也就显得尤为重要，好让其有钱去偿还生前欠下的债（参见图4.10）。

其次，是亡人们[1]在阴间的日常生活。亡人们白天在庙里干活[2]，晚上便各自回坟墓睡觉。他们的行动似乎并不太自由，除了鬼节，每个月的初一、十五，自己的祭日，清明，冬至等祭祀时可外出，其他时间大都需待在庙里。从奶奶的言辞中还可得知，同一个村的人，若报的庙是同一个，那么死后仍会在这个庙里共同生活，比如奶奶在庙里可以与她的阿嫂对话、找郎中看病、找阿都师傅做衣服等，且亡人之间还会因子孙情况不同而存在地位等级的差异。亡人们口中的"庙"听起来更像是一个村落。他们在这个熟人社会的村落里继续着阳间的生活。这里的"继续"，除"模仿"阳间的生活之外，还有某些"真实"的继续。比如，奶奶生前是生病去世的，刚到庙里时身体仍是不好，便一直在看病。据她说，她到了那边已经去看过一次病了，花了十五两银子也不见好，正打算去远一点的地方看看。待我们第二次去关仙时，她终于可以下地走路了。再比如，到了阴间，人也仍是会随着岁月流逝逐渐老去，关我爷爷仙的时候，小福菩萨就曾提到，来的这个人"看上去岁数八十零一点"，而爷爷去世时才五十三岁。

....

[1] 此处的亡人指的是死后待在庙里的亡人，即那些有人家的祖先，不包括伤司船上的伤司鬼。

[2] 具体干什么活则不可知。奶奶也未透露。但我爷爷之前撑过船，大姑又给人家洗过衣服，想来和人间差不多。

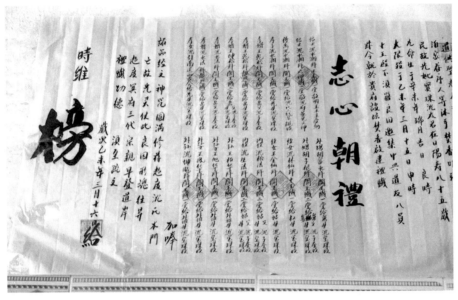

◎ 图4.10   葬礼上亲人们送给亡人的忏。2015年6月19日摄

事实上，生者们最为关心的问题是，阴间是不是比阳间苦。在小姑提出这个问题后，奶奶便回答道："阴间去去看，苦的。"除了刚才提到的行动不自由，还有一点便是吃饭问题。因奶奶未满三年没有户口，需要花钱买饭吃，她便举例说，阴间吃饭很贵，一两肉需要三两银子来买。[①]虽说阴间生活苦，但能和去世的亲人相聚，也是一种安慰。奶奶终于得以和大姑相见，大姑也终于可以尽一下孝心。而且，阴间也是可以打工赚钱的地方，村民们仍可按照生前的职业来营生，或者找一份工作养活自己。

再次，是阴间与阳间的联系。既然死者仍然存在，那么生者如何与

<hr />

① 一般来说，在祖先的祭日，村民们都是烧两三把佛经。前文提到过，一把佛经差不多二两银子。按此估算，可见一两肉真的很贵。

死者相处、联系就是一个问题了。如果说"死者对生者的态度完全与生者对死者的态度相吻合"①，那么这似乎是一种礼尚往来的关系，但九里村的真实情况比这要复杂得多。其一，礼尚往来固然需要，因为这关系着生者与亡人的生存大计，这是一种建立在亲情基础之上的经济上的互助，可以说金钱是串联着阴间和阳间的纽带。生者通过请人念佛、拜忏等，在特定的祭祀的日子给亡人送去银两，而亡人除了用这些钱来生活，也会用它们来买回子孙的命，也就是奶奶说的"小家不宜就要去垫（钱）"。因此，奶奶才会对母亲和姑姑们千叮万嘱，"拜阿太一定要讲究！念佛的钞票不要省！"据奶奶说，隔壁大伯的母亲已经替大伯买回过3次命了，甚至还向菩萨借了钱。其二，子孙后代的繁盛与否及其信仰也会影响到阴间的祖先。奶奶现在在阴间排到的位子是60号，待她有了元孙，就可以晋升一个等级。但不知晋升到了第一位，接下来又会如何。奶奶并不好奇这第一位，她只是迫切地希望自己可以像她阿哥阿嫂一样，排到更为靠前的位置去。相比没有元孙，在阴间，有一类人的生活则更为悲惨。他们将被驱逐出庙，只能到处流浪以乞食为生，还时不时会挨打，而这一切仅仅是因为其生活在阳间的子孙们信了耶稣。不像伤司鬼，他们至少可以待在伤司船上，且有专人看管，只要阳间的亲人过继后代给他们，他们即可成为祖先，上岸进庙。但子孙一旦信了耶稣，那对阴间的祖先来说就是灭顶之灾。所以，爷爷、奶奶才会紧张地叮嘱我和妹妹不要信耶稣，甚至不能找信耶稣的对象。

----

① ［美］许烺光：《祖荫下：中国乡村的亲属、人格与社会流动》，王芃、徐隆德译，台湾编译馆主译，南天书局，2001，第208页。

　　以上这些关于阴间的勾勒，都是从亡人或者说关仙婆的叙说中总结出来的。如果说有人认为这只是一种想象无法证实的话，那么村落里还有一种人的存在证明了阴间和鬼魂的真实性。这类人就是阴阳眼。

　　在我们村，前文提到的吴妈就是一个阴阳眼。她看起来约70岁，很普通的一位老奶奶。我奶奶生前与她来往较多。奶奶曾无意间与我提过吴妈进地狱的事。在吴妈的描述中，地狱由一个个阴冷的、黑暗的小牢房组成，那种阴森的感觉把她吓得不行。她在村里人缘不错，因为她常常会主动帮助别人。比如，一次小姑家的小孩身体不好，她就提醒小姑不要抱着小孩到河边去，说那边经常有两个"人"在玩，一个是哑巴，一个是赶鸭的老头子，①而当时小姑确实常常抱着小孩去那儿玩。此后，小姑便不再抱着小孩过去了，小孩的病也逐渐好转起来。再比如前文提到过的，她也传话给小阿姆，让她不要抱着小孩去东面和南面。另外，她说我奶奶死后仍在家里待着，因为她确实看到了。因此小姑在带我去关仙前，还刻意先跑去吴妈那儿确认过。

　　在亡人和阴阳眼的双重描述之下，对村民们来说，除了我们生活的世界，确实存在着一个死后的不可见的世界。如果说亡人已是逝者，已无法与之有更多的交流沟通，那么生活在村民身边的阴阳眼，则是一个随时都可与之对话的活生生的人。首先阴阳眼只是一个正常的普通人，除了能看见这些东西，其他的一切与常人无异；其次村民们认为她没有说谎的动机，她若是说谎，于她并无任何益处，而且她每次帮助别人，也都是无偿

----

① 这两个人生前就住在小姑家附近。哑巴是淹死的，赶鸭的老爷爷在前文中提到过。

的；再次，她也不是一个危险的存在，她与其他村民一样，参与着同龄人之间的集体活动，比如念佛。总而言之，村民们虽无法对阴阳眼的存在做出合理解释，但他们并不怀疑她所说之话的真实性。

以上讲述了阴间的存在。但是在阴间之外，其实还有另一种力量，这种力量不在阴间阳间之内，但又能影响阴间阳间。这是来自另一个空间的力量。因此在前文中，我常用"与阳间相对的另一个世界"而非仅仅用阴间一词来概括。

.

（三）一种未知的力量：运道

上文提到过的与"运道"相关的场景有以下几处。

首先让我们回到奶奶去世的那几天。那几天父亲很忙，但再怎么忙，他也没有忘记请风水先生来"看个地方"，好埋葬奶奶的骨灰。选墓地，好的风水很重要。一个地方有好的风水，对亡人来说待着就比较舒服，对生者而言生活也能比较顺利。但风水这种力量来自何处，村民们并不知晓，也不会去深究，他们只是照着前人的做法去做。也有村民认为，对有的人来说，风水好也没用，若没有那个福气来享受好风水带来的好处，反而会适得其反。有关这一点后文中还会详细提到。

另外，前文中曾提到"运道不通"一说，也即每个人一生中都有不顺利的时候，并且难以改变。而在关仙时，奶奶曾说自己"该应没有人送终"，冥冥之中，好像有什么力量在主宰着人的生老病死。而等待奶奶上身期间，小姑与小福菩萨聊着天，小福菩萨提到，"有的事情呢帮得好，有的事情呢帮不好"。而当即小姑便回复道，"帮不好么也是你自己运道的缘故"。小福菩萨笑了笑，没有承认也没有否认。

有的村民为了知晓这一年的运道，每年过了正月十五，就会去查家宅。查家宅既可去找关仙婆，也可去找算命先生。不过也有村民只有在遇到一些不好的事情时才去查一下，因此查家宅的时间并不确定，因人而异。查完家宅，村民就会得知这一年哪几个月需要注意些什么，家庭人口、出行、口舌、经济等方面都会涉及。而一旦查出来今年会有较为严重的灾祸发生，就需要提前破解。破解的方式一般是在灶家菩萨面前做一个仪式，再烧一堂消灾经，有时还需要吃点仙丹。可见在破解之前，个人或家族本来就存在着一种自然发展的轨迹。那么这股强大的力量又是什么呢？

村民们一边说着"人的命是生好的"，一边努力争取活得比较顺利。不管是借助菩萨的力量、祖先的力量，还是风水的力量，他们只是在努力生活。他们并不知晓也不会去深究那种未知的似乎凌驾于一切之上的力量，只是真实地感觉到"运道"的存在。这"运道"二字，给了村民们解释生死等一切未知问题的原因。从这个层面来说，它所起的正是巫术的作用，处理偶然的个体与命运的问题，解决"为什么偏偏是我"的问题。[1]但运道又不止于此，它主宰着生者，牵连着死者，并且超出地方神的掌控，正是在它的运转之下，阴间与阳间才得以生生不息。运道，似乎还有一个

· ·

[1] 吴飞：《麦芒上的圣言：一个乡村天主教群体中的信仰和生活》，宗教文化出版社，2013，第217页注释。

更高的指向。《庄子·知北游》有言，"人之生，气之聚也；聚则为生，散则为死。若死生为徒，吾又何患！故万物一也，是其所美者为神奇，其所恶者为臭腐；臭腐复化为神奇，神奇复化为臭腐。故曰，'通天下一气耳'"。生与死，不过是"气化"导致的"物化"，而"气"背后又有着"道"的存在，可见"道"是气、物的根本。[1]而也有学者从中医角度出发，借《黄帝内经》指出了"运气"与"天道"之间的关系，把两者均归为时空之道，认为"运气之道"广泛涉及时空结构、时空生化乃至宇宙生成、疫疠流行、气象物候等。[2]结合这两者就不难想象为何村民们会把疾病、生死、风水等统统归结为运道了。运道有好有坏，且一般来说不可改变，但村民们普遍相信好人有好报，人的行为在一定程度上可以改变运道，比如延寿[3]。可见，在村民们看来，运道是一个矛盾体，它可变又不可变。这里的变与不变，依赖于村民们的自我阐释，背后隐射着他们对不可改变之"命"的无奈与乐观。对他们来说，"运道"和"命"并没有本质的不同，"运道"就是人在特别顺或特别不顺时的"命"的表现形式。

所以说，村民们生活的世界除了他们的村落，还存在着另一个隐形的世界，在这个世界里，村庄并不是表面的村庄，而是一个由各种力量各个空间互相影响交叉的世界。回到第三章内容，我们也就可以比较容易理解，为什么村民们一旦感觉身体不对劲，除了去找医生还会去找关仙婆，

......

[1] 陈洪：《庄蝶之梦与浑沌之死——〈庄子〉"物化""气变"论解析》，苏州大学学报（哲学社会科学版）1997年第1期。

[2] 傅景华：《时空之道与五运六气》，《中国中医基础医学杂志》2008年第14卷第12期。

[3] 上文中曾提到算命的说我奶奶阳寿其实很短，她之所以那么长寿，便是因为人好而延了别人的寿。

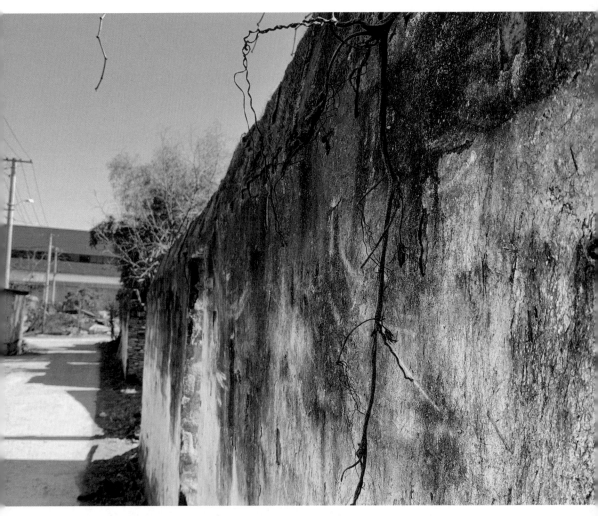

◎ 图4.11　九里村一角（沈燕敏　摄影）

甚至有的人一生病或者只是身体略不舒服就会直接去求仙丹了。也就是说，生活在这个村落中的人们，共享着一套疾病观念的地方知识，在耳濡目染中，人们对这些知识不再陌生，甚至结合自己的实践经验形成新的观念，继而在日常生活中传承给后人。

那么，在村民们的地方性知识中，如果把这个不可见的世界具体到村落时空中，这个村落又是怎样一个存在，它有哪些时空，如何影响着生活在其间的人们，又如何实现着它的传承？接下来这一章，就深入到村落这个具体可见的时空中，分析村民内部知识中的不均质的隐形的时空。

5

村民眼中的村落时空：身体记忆与日常实践

村落的时空并不是均质的。对村民们而言，鬼神与人一样，无处不在，整个村落就是人鬼神共享的世界。因此，疾病也不再仅仅是个人身体的事，而是个体与周围时空互动的结果。

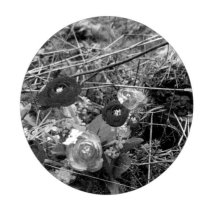

近十年来，村落的自然环境发生了极大变化。原本这里家家户户以种水稻为主，兼种桑养蚕。如今，大部分土地已被政府重新规划用于工业，剩下的则由个人转租给了其他村民搞养殖业，比如甲鱼、虾等。真正用于村民耕种的地已越来越少。拿我家来说，约十几年前，父亲、母亲就已不再下地劳动，而开始从镇上买米吃了。现在，我家的地就只剩下一溜宽约1米、长约10米的狭长桑地，这一溜地的保留，想来是因为我家祖先的坟都被移到了此处的缘故。

在没有深入调查之前，每次回家，我都会为新建的一处厂房而苦恼，因为当我的家乡被这种高大灰色的建筑物所包围和蚕食时，家乡给我的陌生感也越来越多。但经过这次调查我发现，村落的时空，并没有因为钢筋水泥的进入而变得均质，我所生发出来的那种乡愁，很大一部分只是源自我对家乡的不了解。事实上，仍有那么一批人，或者更确切地说，所有的村民，或多或少，仍生活在过去的家乡中，并将之延伸到当下的日常生活。村落的时空是变了，但是也没变。那么，村民们非均质的时空观是什么样的，为何会根植于他们的脑海中，并一直发挥效用？

一、家居时空：洁净与污秽、神圣与世俗

房子"不是一个'用来居住的机器'。它是人类借助于诸神的创世和宇宙生成模式的模仿而为自己创造的一个宇宙"[①]。在九里村，家在建造之初，都必须找风水先生或关仙婆看日子。看日子，即结合家里每个人的生辰八字，再根据房子周围的整体环境来商定最适宜建房的日子。但这个日子并非一天，而是指从房子动工到结束过程中一系列的日子，不同的日子对应不同的仪式，有破土、除旧、动土、落木、价灶、上梁，其中破土、价灶、上梁需举行请菩萨仪式[②]（参见图5.1）。同时还要确定房子的大概布局，特别是几处紧要的地方，比如灶头、厕所。

可见，房子原本就是神圣与世俗结合的产物，一间在外人看起来很普通的房子，在村民看来是有讲究的，它不是钢筋水泥筑成的无生命的空

······································

① ［罗马尼亚］米尔恰·伊利亚德：《神圣与世俗》，王建光译，华夏出版社，2002，第25页。
② "破土"即开始造房子，一般村民会用锄头在自家宅基地上翻一下土。这天要"请土"，即请土地爷挪一下地方，须在凌晨，准备鱼、肉、水、酒、豆腐，还要在桌上放一把菜刀。"除旧"即象征性拆一下旧房子，如扔掉一片瓦。"动土"即这天开始动工造房。"落木"即在这天开始给房子修屋顶，因屋顶需要架木头故称落木。"价灶"即在这天修建灶头，修之前要祭祀灶神。"上梁"即造好房后，要请上梁菩萨，须在厢屋内，意味着这房子有了上梁菩萨保佑，可以住人了。这里请菩萨的仪式都有特定时间地点，并有特定的祭品需求。

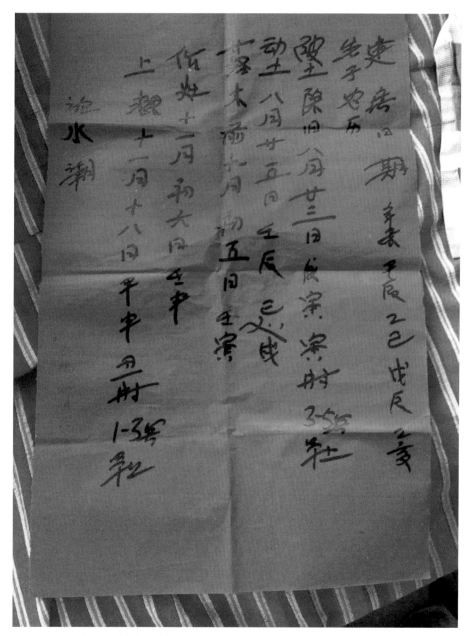

◎ 图5.1　风水先生写的建房日期表。2015年10月6日摄

壳，而是在人神的互动中被赋予了灵魂与生命的[1]。而随着一些特殊事件的发生，家宅原本普通的空间也会呈现不一样的性质。

（一）神灵居住的地方

1. 家堂

我一直很好奇，为什么我们村的房子没有堂屋，也没有专门一处屋子用来供奉神或祖先。从我记事起，家里除了灶头上供着灶家菩萨，另外并没有什么神明。然而在这次调查中，我意外发现，20世纪60年代以前，同一个家族的人会专门在一间屋子里供奉"家宅六神"，村民们都称其为家堂。家堂用木头做成，长、宽各约为1米，悬置于正梁下方的墙壁上，里面供奉一个泥塑的小神像，再放上一只碗一双筷子。人们还会在家堂上做一些装饰，比如布帘、接穗之类的。大年初一，同一家族的人就要来到家堂底下跪拜祈福，同时还要派人踩着梯子上去点上香烛，放上一碗圣水、一碗糖年糕，一直供奉到大年初三，以保佑家宅平安。

父亲这一辈人并不知晓家堂的存在，但他们都知道"家宅六神菩萨"，因为每年去庙里烧香拜佛，或家里出什么意外时，父亲都会去拜一堂六神忏，再把忏拿回家烧于灶家菩萨面前，用来消灾解难。但当我问及是哪六神时，父亲表示无法说全。即使是见过家堂的爷爷奶奶们，也并不

----

① 岳永逸：《行好：乡土的逻辑与庙会》，浙江大学出版社，2014，第108、118页。

知晓六神是哪六神。直到后来我询问了一个拜忏的道士，而他亦是通过与其他道士的一番讨论之后，才完整地说出了这六神。他们分别是：家堂菩萨、两个门神、灶司老爷、土地老爷、瓦将军。①可见，村民们并不需要完全清楚一个概念的所指，只要按照老人们交代下来的去做就行，比如家堂消失了，但六神忏还是每年都会拜的。实物消失了，但代代相传的实践却传承了下来。

2. 灶头

新建的房子给神灵的空间已越来越小。家堂菩萨、瓦将军等实体都已消失，但不管家居空间怎么变，灶头及居住其上的灶家菩萨却能存留至今。

现在村落里的房子已经逐渐开始模仿城市楼房的布局。就厨房来说，以前的房子是必须打灶头②的，再穷的人家，灶头也必不可少，因为这是灶司老爷的住处。人们会在灶上放一张灶司老爷的像，或纸质或瓷砖，再放上一个盅子、一把筷子、一个香炉。逢年过节，也会放点贡品。一般来说，初一和十五，灶前需点上三炷清香，不过讲究的人家，家主天天早起的第一件事就是在灶司老爷面前点上香。但现在，一是为了美观，二是为了干净，有的村民家里便不再打灶头，而是模仿城市里的厨房，设计一排

· ·

① 在村民的描述中，家堂菩萨就是置于家堂中的塑像，是六神的统合。可惜无照片。但不知为何又是六神中的一个。当我问及是不是表示家中的祖先时，村民们纷纷表示绝对不是。瓦将军指的是姜太公，是一个黑色的小神像，常置于屋顶的瓦上。关于家堂，可参考禄是道：《中国民间崇拜：命相占卜》，上海科学技术文献出版社，2009，第69、70页。其中有"家堂"一节，禄是道调查的地点是上海、江苏一带，他描写的家堂与九里村的家堂很像，但具体到家堂所供神的细节，又有差别，比如九里村的家堂里绝不供奉祖先。
② 打灶头，方言，指建灶头。

橱子，再装上油烟机。即便如此，他们仍会在厨房的墙壁上选一处地方，做个简易的悬置三脚架供上灶司老爷。从某种意义上说，灶司老爷是家里的保护神，也是家里的一员，若少了他，总觉得少了些什么。

去年，小阿姆家翻修屋顶。第三层楼、第二层楼的水泥板相继被屋顶掉下来的砖头砸断，幸好当时小阿姆的儿子不在房间。而二楼水泥板底下正好是灶头。水泥板愣是被灶头从中间分成了"人"字形。不去分析力学因素，在小阿姆和泥瓦匠们看来，这是灶司老爷显灵了，故此不仅没有被砸坏，反而还接住了掉落的水泥板。新厨房一装修好，小阿姆便赶紧让她儿子做了个木头架子继续供奉灶司老爷。

每年阴历十二月二十三小年朝，灶司老爷都要查所在这户人家的人数，再上天汇报，即"送灶"，"谓以一家善恶奏闻于天"[1]。到了正月初一凌晨，再通过放炮仗将之迎接回来，谓之"接灶"。就此，母亲给我讲了一件让她震惊的事。2012年的一天，母亲去水仙那儿查家宅。小福菩萨说道："你们家一共四个人口。"母亲立马回道："不是呀，我们家五个呀。"[2]小福菩萨解释道："那灶家菩萨过年查来，你们家四个人口嘛。"此时母亲才反应过来，这年我在泰国没有回家过年。也就是说灶家菩萨来查人口之时，我并不在家，因此上报的人数就成了四个人。母亲给我讲述此事时仍是诧异的神情，可见对她影响之深。而令我震惊的是，即使水仙知晓我那年没有回家过年，但没想到她竟能把另一个世界的细节解释得这么圆满，甚至还有灶司老爷上报人数一事作补充，想来这也是村民们相信

---

① 丁世良、赵放主编《国地方志民俗资料汇编·华东·中册·德清新志》，书目文献出版社，1995，第742页。
② 当时我的奶奶还未去世。

鬼神存在的理由之一吧。

虽说灶头是灶司老爷的住处，但这个地方看起来并不神圣，它只是做饭的地方，只有在点上香烛之后才会显得有些距离感。不过也并不是毫无忌讳。家中女性，即使是为了清理灶头，也不能爬到灶头上去，唯有男性才可以。因此每年过年大清扫的时候，灶头总是留给父亲打扫。另外，打灶头要专门请人看过日子，并要求打灶师傅在一天之内建好，不能隔夜。此外，灶头上方对应的房间绝不能是厕所，也不能是女性的卧室，这是对灶司老爷的大不敬。

3.门槛与门神

我们村落的房子坐北朝南，大门都朝南开。以前的老房子都设有门槛，门槛上方有内外两层门。内侧为高大的木门，即大门，大门外侧还设有两扇矮挡门，约有大门一半高。"门槛就是界限，就是疆界，就是区别出了两个相对应的世界的分界线"[1]。它是如此重要的存在，所以小时候每当我站在门槛上玩时，奶奶就会立马赶我下来，并严厉告诫我："门槛上站不得！"[2]如今，为了美观和方便，都已不设门槛。而大门，是大门菩萨住的地方，一扇大门，左右各一个大门菩萨。村民们并不知晓门神具体指的是谁，只知称呼其为"大门菩萨"。

奶奶曾对我说，她见过大门菩萨。那天她正在厢屋做佛经，忽然就

----

[1] ［罗马尼亚］米尔恰·伊利亚德：《神圣与世俗》，王建光译，华夏出版社，2002，第4页。

[2] 村民们都认同这样的说法，此外门槛上也不能坐，且这些禁忌都是针对女性而言，特别是来了月经的女性，她们通常会被认为是污秽的，男性则无此禁忌。至于具体原因，村民们表示不知道，都说历来便是如此。但根据下文晾衣服的禁忌，也许是因为怕冲撞了门神。

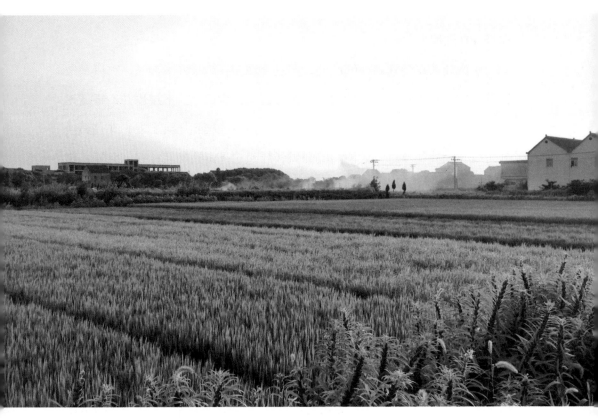

◎ 图5.2　旧时晨光下的村落（陈苗　摄影）

看到大门上显现出一个男人，还从门里探出半个身子，没穿衣服，胖乎乎的。奶奶虽有些震惊，但只当作没看见，过了一会儿，他就自己回去了。过后奶奶心里一直在琢磨，见到大门菩萨，是预示着好还是不好呢。好在后来也没发生什么事，这事就这么过去了。

　　奶奶一直深信大门菩萨的存在，她常告诫我们，晾衣服时，女人的裤子绝对不能挂在门口的竹竿上，这是对门神的不敬，而男人的则无所谓。所以我们那一带人晾衣服，妇女的裤子往往搭在竹竿靠下的绳子上。若有不懂事的女孩把裤子晾在了大门前高高的竹竿上，那是要被家长或村民们斥为"不懂事"的。

门神之所以如此重要，是因为他们保护着这一家的地界。可以说，门神的存在，阻挠了孤魂野鬼的侵扰。所以老奶奶们来我家念佛，中午各自回家吃饭时，走之前都会用报纸包好所有的佛经①并关好大门。有一次我打开大门走出去时，大阿姆刚好经过，她便立马提醒我："你家在念佛，里面没有人，大门要关好。鬼要去偷钞票的。"②可见有的鬼似乎能在大门开着时偷溜进去。但前文说过，如果祖先或鬼不是这户人家的，那么就进不了这户人家的大门，也享用不了祭品。所以大姑邀请了爷爷，但爷爷进不了他们家的大门，大姑只能端出饭菜来给爷爷吃。而小阿姆在阴历七月也非常注意，一到天黑就不再抱着小孩出门。可见，大门也对另一个不可见的世界起着作用，有大门的家是最安全的地方。

（二）特殊时间中的家：空间性质的转换

一个空间的性质会随着一起事件的发生而产生变化。于是在一个固定的时间段里，这个空间成了一个不同以往的空间。

1. 新生与新丧

之所以把新生与新丧放在一起，是因为村民们认为它们从某种层面来

---

① 报纸上满是字，在村民们看来是辟邪之物。所以佛经要用报纸包着，以防野鬼偷取。
② 指鬼会去偷佛经的钱。

说都代表着污秽。

婴儿降生固然是值得庆贺的事。一旦婴儿降生，亲戚朋友们就会纷纷赶到这户人家送礼，俗称"拿糖米"，拿的东西必须要有面条、白糖、鸡蛋，关系亲密的则必须拿上一只鸡。但是有的村民每每遇到此事就会苦恼，特别是老人。如果一位老人拿了一次糖米，走进了这个家的大门，那么他本身就成为"邋遢"的人。一旦"邋遢"了，他就不得参与念佛活动，不管这念佛是去别人家里还是去庙里，甚至只是自己在家念佛都不行。直到一个月后，他才能恢复洁净。而那户有新生儿的人家，也要等小孩满月之后，全家才得以以普通人的身份重新回归村落。因此有的老人为了不失礼但又能兼顾到自己的念佛事宜，便直接在有新生儿的人家的大门口或路上遇到时送礼，而决不踏进那个家门半步。

而若是谁去世了，要去那家吃豆腐饭，一旦不小心踩了阴地，那恢复洁净的时间就更长，需要一百天。这也是很多村民去吃豆腐饭但不走进那户人家大门的原因。所谓阴地，指的是把逝者从他的房间抬到厢屋所经过的地方。比如我家，即是从后门穿过天井再到厢屋。前文提到过我家为了奶奶的百日而叫人来念佛的事。念佛那天，老奶奶们坐在厢屋里（奶奶之前停放遗体的另一边房间），而我大都待在吃饭间，每当她们有什么需要，就会喊我的名字，然后我就会出去。比较讲究的老奶奶们认为我奶奶去世还没到一百天，决不可踩了阴地，否则要是仍去念佛，就会遭到惩罚，比如生病。而有的稍微年轻一点的则并不那么讲究，她们认为离一百天只差了两三天，何况阴地说不定早就踩了，应该没什么大碍。于是有的人就会进来与我聊天，有的人则在门边喊我名字，着实是一番有趣的景象。

2. 探病与吃豆腐饭

探病与吃豆腐饭是村民们去查家宅时，小福菩萨一般都会交代的注意事项。他会刻意提醒来者，在阴历的几月，切不可去看望病人或吃豆腐饭。而在平时，每个月的初一和十五也不可去探望病人，且一天之内不可探望两个病人。关于前者，推测其原因，也许是初一和十五祖先可以回家的缘故，怕万一碰到了，可能探病者这个外人也会生病。至于后者，就不知其奥秘了。

村落里总流传着有谁吃完豆腐饭，回家后就大病一场的故事。那天小姑带我去关仙，小福菩萨就提到了大阿姆的儿子住院的事情。大阿姆的儿子因为去吃了豆腐饭，回家后肚子突然剧痛，结果只能住院。他说水仙曾劝告他不要去，他没听，所以才发生这种事。村里人说，这是因为来者与死者犯冲①之故。但具体究竟是怎么犯冲，则没人解释得清。可见，当村民家中有人病重或刚去世时，他家就存在着潜在的危险。

3. 拜阿太

拜阿太，即在家里祭祀祖先。除了清明等集体性节日，每个阿太的祭祀都依其去世的时间而定，一般每年都在其去世那天的中午祭祀。但现在也有村民因工作等原因，选择在早上、晚上或干脆改在休息日提前祭祀。

以当家人为基准，拜阿太往往是上溯两代，因此一个家一年差不多一共要举行十次拜阿太仪式。拿我家来说，分别为父亲的父母、父亲的爷爷

....

① 犯冲可以分不同的方面，生肖、生辰等都有可能。

奶奶，还有父亲的大爷爷大奶奶[①]，一共6次，另外再加上除夕那天、正月初二、清明、夏至、七月十五以及冬至，一共加起来就有12次之多。

拜阿太是对祖先的纪念，也是对祖先的一种经济上的支持。如前文所说，生者要准备饭菜，还要烧佛经给死者，以供养死者。只有这样，死者才有能力在阴间帮助生者。这既是一种义务关系，也是一种人情往来。所以当小阿姆忘记了大爷爷的祭日，当母亲忘记了拜小爷爷时，他们才会用让人身体不舒服的方法提醒之。

到了阿太祭日那天，全家一般会在吃饭间拜阿太。首先，要撤掉桌子南北向的两张凳子。接着，在桌子南侧放上香炉，准备好香烛，并在东西两侧各摆上六或八个酒盅，各放六或八双筷子。桌上除放上八个或十个菜之外，还要放上双数的馒头，再放上亡人生前爱吃之物，另外最重要的是放上烧给他的佛经（参见图5.3）。点起蜡烛的同时，就可在酒盅里倒上酒。随后，点上三炷香，拜三拜，拜的同时嘴里要叫着亡人的名字，比如"爷爷快来吃。慢慢吃"，随后再将香插进香炉。接着，每过十几分钟敬一次酒，敬完两次酒之后，再盛一大碗米饭搁在桌上。其间，家里人都要去拜一拜阿太。大约等这一炷香快烧完时，时间也就差不多了。此时，就需拿来大铁锅，放在桌子旁边烧佛经。佛经往往都是拿报纸包着的，因此打开报纸拿出佛经后，还须在火上抖一抖报纸，以确保报纸上可能沾有的零钱全部落下。烧完佛经，还不能立马停止祭祀，此时每个在场的家庭成员必须再拜一次阿太，等灰稍微凉一点之后，也就是说，等亡人拿到钱之

....

[①] 上文中说过，大爷爷大奶奶因没有儿子，女儿又出嫁了，故没有人家。因此我们家也要祭祀他们。

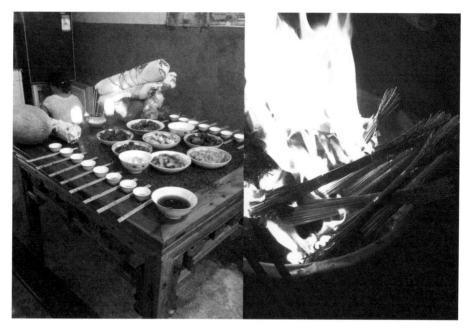

◎ 图5.3　拜阿太仪式和烧佛经。2015年8月10日摄

后，才可吹灭蜡烛。随后，须立马挪一下凳子，意思是请祖先离开。接着，便可慢慢收拾酒盅之类的物品了。不过，在吃饭前，必须先转动一下菜盘子。据说，若不先动一动这些菜盘子，生者直接吃了的话，会记性不好。

拜阿太期间，家人们待在吃饭间里聊着天，说说祖先的往事，谈谈现在的生活，还可继续做着手上的活儿，大家既陪着祖先，又互相陪伴着，气氛很是温馨。只要不去动桌子及凳子，其他的空间仍是世俗的。至于祖先究竟有没有来吃饭，有没有拿到钱，村民们无从看见也并不十分关心。只要自己做了，那么责任就算尽到了，想来祖先也没有了诘难的理由。但村民们仍是充满着好奇。于是不知从何处传来的说法，说如果烧完佛经之后灰是乌黑发亮的，那么这佛经就是有钱的；如果是灰白的灰，那么就是没钱的。奶奶生前总是以此来验证自己念的佛经到底有没有钱。此外村里也流传着这样的故事，说谁家的小孩在拜阿太时说道："桌子底下有人在捡钱。"

在拜阿太这个仪式中，吃饭间这个普通的空间里既有生者，又有祖先，虽说此时的桌子成了祖先独享的神圣之地，但仪式结束后，子孙后代也仍是在同一个桌子上享用同样的佳肴。这个仪式像一根纽带，它把死者与生者联系在了一起，又使生者与生者间的情感更为紧密。

这次暑假，因父母要上班，我和妹妹操办了两场拜阿太仪式。还有一次，是和姑姑们一起为奶奶办了百日的祭祀。从买菜、做菜、做饭，再到摆好桌子拜阿太，正是在这种为着纪念同一个亲人而共同努力去操办一场祭祀的过程中，我们回忆着那个人的点滴，感受着彼此之间互相安慰互相扶持的牵连感，我忽然真正理解了奶奶和姑姑们经常挂在嘴边的"自己人"到底是怎样一种存在。

4. 送鬼

鬼和祖先的区别在前文中已经有过说明。村民们的送鬼仪式主要在大门外进行。这里所说的鬼主要指"伤司鬼"，他们无家可归、无人祭祀，只能到处流浪讨饭吃，于是村民们也将这种送鬼仪式称为"拜讨路头阿太"。

拜的过程中，首先要在大门外侧放上一个吃饭凳，再摆上一把椅子，算是个简单的餐桌了。另外还需用小碗准备一两个菜、一碗米饭，村民们常用的菜是蒸鸡蛋和蒸肉。香烛自然也是需要的，但拜的时候，只需点一支蜡烛一炷香即可。约20分钟后便可熄灭蜡烛，再把饭菜倒掉，把凳子椅子推倒在地，有时还需烧上一两把佛经。

小时候，我对这个小小的临时搭建的空间有些恐惧，因为那时每当奶奶要在门口拜阿太，便禁止我出门，也禁止我在一旁观看，直到她拜完为止。而在那段时间里，我偶尔会偷偷去瞄上一眼，虽然看不见什么东西，但心里总觉得那是禁地。我想奶奶应该是担心我一出门便被恶鬼惹到，故给我下了禁足令吧。

而在这个仪式结束之后，一切便又恢复了正常。拜过阿太的地方，看不出一点痕迹。

二、祭祀圈的中心：湖墩庙与"活菩萨"

"一旦一个神灵在一个村落安身立命，它就成为该村落最重要的象征之一，与该村落个性和村民的日常生活密切相关，是村民生活空间的重要组成部分。"[①]湖墩庙是村落精神支柱的中心点，这里既是人们的活动场所，又是鬼神们待的地方。这是一个集世俗、神圣于一体，安全而又恐怖的地方。人们对湖墩庙的情感，就像对祖先的情感一样，充满着敬畏。它不仅仅是一座庙宇，更是一个可以与人们的日常生活互动的主体。当然，这个主体与其说是庙，不如说是庙里的地方神即人们口中的"活菩萨"小

① 岳永逸：《乡村庙会传说与村落生活》，《宁夏社会科学》2003年第4期，第91页。

福菩萨更为恰当。不过在人们看来，湖墩庙和"活菩萨"是一体的。

（一）湖墩庙的重建与小福菩萨的灵验传说

1. 选址

据村里老一辈人说，小福菩萨原本的庙址是在胡家里往南的地方。后来不知何时搬到了临湖村。从村里年纪最大的一批老人记事起，小福菩萨就已经在湖墩庙了。

庙多建在水口，许是"气遇水则止"①之故。湖墩庙这个地方，四面环水，前后各有一座小桥连通，无论何时都未被淹没过。在村民们看来，这是一块难得的风水宝地。但庙主要是给小福菩萨等神灵住的，于是庙重建的地址自然要小福菩萨自己说了算。

时间退回到20世纪50年代初期，当时先是进行土地改革，后又进行合作化、公社化运动，宣传打倒封建迷信，村里的观音堂、湖墩庙都没能幸免。小福殿也被改造成了水产大队办公室。人们总是来这里开会，一开就是一夜。而当时，仍有一批虔诚的信徒来湖墩庙念佛，即便公社来赶人，即便庙里已经没有了菩萨的塑像，他们仍对着"两只画儿"（菩萨的画像）念着佛。到了"文革"时期，大队派人直接就把湖墩庙拆了。

到了2002年，国家对地方信仰的管理终于没有那么严格了。一批小福

----

① 陈华文、陈淑君：《浙江民间丧俗信仰研究》，上海文艺出版社，2011，第59页。

菩萨的老信徒们聚集在一起，商量着重新把小福殿建起来。当时他们并未想着建湖墩庙，只是想为小福菩萨重觅一处住的地方。一行10多个人，用求签的形式与小福菩萨商量了多次，一直没有结果。

隆冬的一天，天地间仍是灰蒙蒙的，飘着鹅毛大雪。老金①正走去临湖村剃头师傅家开会②，同村的一个老人知晓了此事，便一定要同行。不想，等这个老人开完会回到家一看，家里的屋子已被大雪压塌了。大家都说，这是小福菩萨显灵，让他躲过了一劫。然而这次会议，小福菩萨仍是没有同意大家选出来的庙址。

终于有一次，当求签的人说道："那么就老地方，好不好？"他们摇着签筒，掉出来一支签，拿起来一看，上上签。小福菩萨同意了！大家都说，肯定是他觉得以前的湖墩庙风水好，所以一定要待那儿。

确定庙址后，一群人便开始集资造庙。但当时集到的钱并不多。当他们专程赶去另一个镇看了一个庙的样本，并得知建那个庙花了60万元时，便有些退却了。不过，他们坚信办法是人想出来的。于是，从买木头、请泥水师傅到做饭等，他们都亲力亲为、能省则省。在大家的共同努力下，湖墩庙终于建成了。在此期间，他们还去新安江请人做了小福菩萨的塑像。不过不知为何，直到3年之后即2005年，小福菩萨才同意被村民们请入湖墩庙。菩萨入庙，要举行开光仪式。没想到小福菩萨信徒众多，第一次开光，便有了12万元的收入。如今走进庙里，还能看到墙上的功德碑，记录着当年建庙时出资的村民的名字（参见图5.4）。在上面，我看到了很

....

① 胡家里的一个老爷爷，从庙的重建到现在，一直都是庙管中的一员。胡家里的佛事活动等也都由他负责。

② 当年他们商量建庙一事时总是去那个剃头师傅家。那个剃头师傅是个外地人。

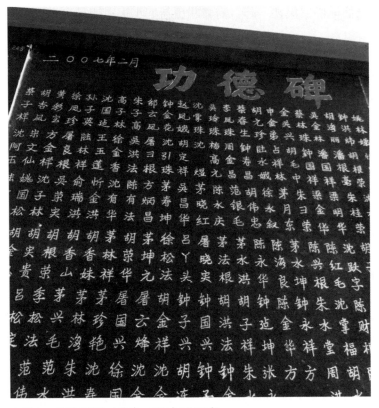

◎ 图5.4　湖墩庙里的功德碑。2015年8月3日摄

多熟悉的名字，也找到了奶奶的名字。一块块功德碑，一个个人名，这些人，有的已经去世，有的仍然生活在我们身边。从中我们可以读取一段段属于个人的记忆，将它们拼凑起来，就成了村落里村民们的集体记忆。

老金如今已是70多岁的老人了。他骄傲地对我说："现在人们都相信了，涌起涌到都是人。到冬天还能有100多万块纯利润。"

2. 择妻

那天我走进小福殿，仔细一看，发现里边供奉的不仅仅是小福菩萨一人，在他旁边还坐着一个温润祥和的女子，而他们身后又分别坐着一位老妇人。我好奇心顿起，便问了身边的阿爷。阿爷道："旁边这个是夫贤娘娘，也就是小福菩萨的老婆，后面这两个，一个是小福菩萨的娘，一个是夫贤娘娘的娘。"

据说，当年小福菩萨经过七家桥①时，看见一名女子在河边洗衣服。这名女子长得很漂亮，小福菩萨对她一见钟情。自这天起，这女子便开始生病了。病中，她告知自己的家人，说自己生病是因为被小福菩萨看中了，要去做他的妻子，让家人不要伤心。没过几天，她便去世了。我一直以为这名女子是传说中的人物，就像人们都不知道小福菩萨到底是何人一样。后来，阿爷又跟我说起一件事。那天，庙里正在念佛，忽然一个关仙婆走进了小福殿，一直磕头，头都磕肿了仍不见停，边磕还边喊着要给岳母塑个像，旁人怎么劝都劝不住。当时正好夫贤娘娘的娘家人也在庙里念佛，阿爷便去叫了她来，她说道："过段时间再做。"答应之后，关仙婆便不再磕头了。过了一段时间，夫贤娘娘的娘家人便来庙里找爷爷们说："一定要做的。"于是便有了岳母这个塑像。如今，夫贤娘娘的娘家人已到了第四代。前几年，他们每年都会给大贤娘娘做一双鞋子送来。直到听完这个故事我才明白，原来夫贤娘娘是真实存在的人物，而且如今这户人家也还在。

在村民们看来，能够成为小福菩萨的妻子是几世修来的福气。从一个人到一个菩萨是需要修行很久的，而夫贤娘娘一下子便实现了从人到菩萨的转变，于是她成了很多老奶奶羡慕的对象。

....

① 位于湖墩庙东面6公里处，但属于杭州市余杭区。

3. 英雄事迹

庙的选址及夫贤娘娘的诞生，都是较为"现实"的事，因为村里部分老人是直接的参与者或间接的见证者。而关于小福菩萨的更久远的记忆，则与他英雄事迹的传说有关。

其一是小福菩萨成为菩萨之前的一次除妖事件。当时泥鳅精为害一方，他为了为民除害，身上绑满了刀，跳进水里，经过大战之后，消灭了泥鳅精，随后被当朝皇帝封为"通灵侯皇小福"，并为人所供奉。至于这是哪朝的事，村里无人知晓。这听来是一个斩妖除魔的妖怪故事，但细分析起来，若与河运、水运等相联系，再加上村民们也会称呼其为总管大神（人），小福菩萨生前是该地或附近村落的一名管理河运的官吏也未可知。

其二是发生在约100年前的一件事。庙里的庙管阿爷们给我讲述时，一直强调这是真事。虽然当时他们并未出生，但他们小时候经常听家里的大人说起此事。其中一个庙管阿爷说道："我阿太就是北圩嫁过来的，这种是现实的东西，不用乱说的。"而当我回家问起父亲时，父亲也说确实有这回事，因为当年父亲的阿太就嫁到了北圩那边。

这事要从一条长着角的蚯蚓说起。约100年前的一天，北圩村有两个农民在地里锄地，忽然看见了一条奇大无比的蚯蚓，更让人奇怪的是，这条蚯蚓头上还长着两只角。据说，这是一条正在修行的龙变的，而且是特意变给村民们看的。到了龙修成正果的这一天，狂风大作，还下起了暴雨。原本龙修行的地方，被它搅成了一只兜①。这风，用现在的话说就是龙

----

① 从平地变成一个斗状的大坑。

卷风。当时，拴在河里的船都被卷上了岸，河里的水也连带着不断被卷到空中，飞舞着、旋转着经过一个个村子。龙卷风经过的地方，房子成了废墟，村民们伤亡惨重。这些伤亡的村民，据说都是吃了倒雨鲤花的，而那些没吃的则平安无事。所谓倒雨鲤花，指的是雨倒着下的时候，从空中掉下来的鲤鱼。据说当年住在河东边的一位老爷爷还劝河西边的人说："这是倒雨鲤花，吃不得的。"但河西的人并未听劝，分而食之。最后的结果是，河东这边的人家安然无恙，而河西的人家除了其中一户，其余家家户户都死了人，有的人家甚至一连死好几个。据说这鲤鱼是龙之女，这龙卷风其实是龙王来报仇来了。这剩下的一户人家也吃了鲤鱼肉，但因这户人家有三个儿子分别名为阿龙、阿虎、阿豹，星宿大①，龙斗不过三兄弟，于是便没能毁掉这户人家。如今，这户人家的后代虽在，但都已入赘到别人家，可谓香火已断。

湖墩庙在北圩村正南方，当时龙卷风本是要一直往南席卷而下的。小福菩萨费了九牛二虎之力，扳住了龙角，硬生生让它转了方向，由此护住了湖墩庙，也护住了往南这一片村落。据说小福菩萨的胳膊都折断了。

如今，每年阴历四月十六，北圩的人家，家家户户都要拜阿太，以祭祀那次龙卷风中死去的祖先们。在老人们口中，还流传着这么一首小诗："章家河头②北圩上，男男女女做化场。四月十六龙摆摊，大小棺材百亩漾③。"

---

① 不知为何村民会用"星宿大"这一概念。许是他们认为龙虎豹三者必比一条龙来得厉害。
② 北圩附近的一个村。
③ 百亩漾是北圩、临湖村附近的一个较为宽阔的湖，约有两千亩。

我在翻阅民国《德清县志》时发现有《北圩风灾记》①一篇，该文是由当时新上任的知县张缙云所写。全文如下：

丙申孟夏之望，天气炎蒸，翳云忽起，午后风雨交作，倾注不绝。邑之东南乡徐家庄左近有名北圩者，是日申刻猝遇风灾。治城闻报后，群随邑侯汉章张公驰至该处，唯见自公子庙起至北圩村长亘十余里，屋宇倾圮，居民之断脰折臂或伤或毙者二百余口。诚近今之至大奇劫焉。当风雨之初起也先于东南角飙竖，黑气冲突，层霄忽而西北河墩桥外之公子庙后，灼有烟焰红光自岩穴喷腾而出，其声隆隆如数百轮舟鼓浪相逐。霎时，两气相薄，天昏地暗，河水沸腾。昏暗中恍有数百万鸟雀盘舞触之皆屋瓦也。土人无知，喧传水龙与火龙斗。又传北山之麓素有极大蜈蚣蜷屈其中，今触龙腥、奋而跃斗。道听途说，殊无确据。唯所奇者，木叶焦如火烙，树上系有五色草绳，周络村中凡草绳缠绕之处，庐舍无获瓦全。古柏乔松大者数围，桑竹杂木小者拱把，均被扭断。更有巨石重可二三百斤，竟挟之而走。屋内有石臼重逾百斤，随风飞坠于村外。农船百余号尽遭沉没，或悬搁树上。又有八岁童乘风远御直至西乡六十里外从空堕下。村中浮厝各柩棺盖与骸骨被风卷去而棺底独存。甚有数家掩葬已久，风摧冢崩，尸骸零落。唯剩败絮残衣，委弃丛莽。通计十余里中，断堧颓垣，一望无际。唯村之中央有兄弟沈阿虎阿豹者，其左右邻俱倾倒，彼独片瓦

---

① 吴翯皋等修、程森纂：《中国方志丛书·华中地方·浙江省德清县志》卷十一异文志，民国十二年修、民国二十年铅印本，成文出版社，1970，第672页。

不损，或称其先世好善以致此，此一说也。或称丙子岁江浙有剪辫之谣，谓是白莲教试其妖术行旅艰危时，北圩误毙过客三人，阿虎阿豹独不与此，又一说也。但无论其事之虚实，而该处风俗强悍，素以药鱼牟利，荼毒水族，迭经劝谕，积习难改，岂天故甄其善恶以示惩劝欤？因就众所共见与天灾之信而有征者以志其异，且为世之好善者劝焉。

该县志中还记载："四月十六北圩风灾吹倒房屋数百间，压死七十余人，受伤一百八十余人。"[1]可见这场灾难确有其事。在人们的记忆中，风灾是事实，小福菩萨显灵也是事实。后来抗日战争时期，在柏里[2]和张家墩，日军与"解放军"[3]打了一天一夜，"解放军"大败，伤亡惨重，那些尸体沿着九里河一直南下漂过了胡家里，但当地村民却毫发未损。村民们把这称为奇迹，并认为这是小福菩萨在保佑村民。

若将村民们的灾难记忆与官方记录在册的史实相对比，可以发现，两者虽有出入，但仍有部分内容是相似的。作为一个刚到德清上任的知县，在对风灾做详细描述之后，张缙云认为风灾的原因可能是"该处风俗强悍，素以药鱼牟利，荼毒水族，迭经劝谕，积习难改，岂天故甄其善恶以示惩劝"。而村民们的描述则更为曲折细致，他们用自己的知识来解释发生在身边的怪事，从海龙女被杀、龙王复仇再到小福菩萨显灵与之搏斗，并以"星宿大"这样的理由来阐释阿龙、阿虎、阿豹一家的幸存。对他们

....

[1] 吴骞皋等修、程森纂：《中国方志丛书·华中地方·浙江省德清县志》卷七知行志，民国十二年修、民国二十年铅印本，成文出版社，1970，第442页。

[2] 就在临湖村往北。

[3] 村民们统称共产党的军队为解放军，即便是描述抗日战争期间的战争。

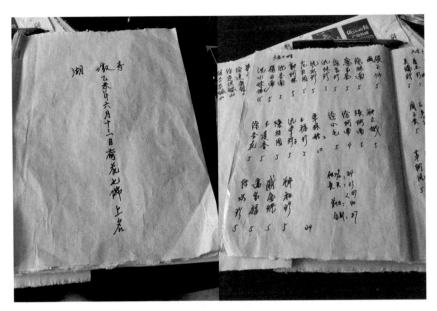

◎ 图5.5 上名簿。2015年7月30日摄

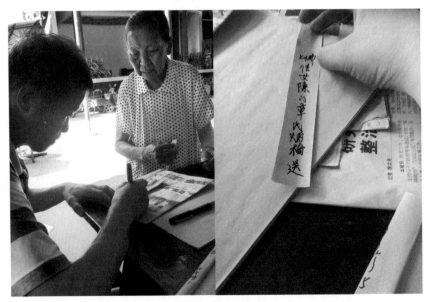

◎ 图5.6 老人在写佛票。2015年7月30日摄

来说，这种试图理解周边环境的解释无关乎真假，因为"真与假是含糊不定的标准，常常很难确定。多数情况下，判断的关键是一个解释是否满足了使用者的需要"①。在这样的解释中，村民们知晓了来龙去脉，也知晓了应对之法。

（二）灵验与报恩：庙管们的"特殊待遇"

自湖墩庙重建以来，庙里一直就由这么一群人管理着，村民们称呼他们为庙管。这是一群七八十岁的老爷爷，一共七八个人，每次庙里举行活动，都是由他们去向村委申请并主持。所谓的活动，即"打佛会"。每每逢及小福菩萨、观音菩萨等的生日，庙里就会举行这种活动，而村里的老奶奶们就会提着自己的念佛篮奔赴此地念菩萨佛，有的甚至是远道而来的。每到这个时候，庙里总是挤满了人，而庙管们的工作也就显得尤为重要。除了维持秩序，他们还要分工做各种事，比如为来者上名②（参见图5.5）、写佛票③（参见图5.6）、卖香烛、记录拜忏人员④、给菩萨端饭菜、

- -

① ［美］罗德尼·斯达克、［美］罗杰尔·芬克：《信仰的法则：解释宗教之人的方面》，杨凤岗译，中国人民大学出版社，2004，第106页。

② 庙里有专门的上名簿，进到庙里的第一件事就是去上名，即写上自己的名字，并交几块钱上名费。这钱从一块到十块不等，随个人自愿。这钱其实是交午餐费。上名，即意味着通知庙里的神，"今天我来庙里了"。

③ 夹在佛经上的一张纸，纸上写明该佛经是谁念的，送给谁的。念佛的老奶奶们不识字，一般都会来庙里叫上名的人来写。我在家时，奶奶也会叫我帮她写。

④ 佛会上拜给菩萨的忏。一般都是老人前来为自己儿子女儿、孙子孙女或为全家拜忏。

为人求签解签、给人拿灵丹等。

刚到庙里的时候，我很好奇为何这群人如此信奉小福菩萨，他们一直念叨着"小福菩萨真是'活菩萨''灵菩萨'"，还亲切地称呼他为"干爹"。他们心甘情愿牺牲自己的时间跑来庙里帮忙，不求回报。但是不求未必没有，他们得到的回报通常是常人无法想象的。有一次庙里念佛，那天正是小福菩萨生日，小福菩萨上身到一个关仙婆身上，指着庙管阿爷们开口道："我干爹①，不管你们走到哪里去，都会派个人保护你们的。"因为当年小福菩萨落难的时候，多亏了这群人，他才得以重新建起湖墩庙并维系他在村落中的地位。

任何一个神灵，要想得到人们虔诚的信奉，必须有一个过程。庙管阿爷们都与小福菩萨有过"生死之交"。他们在信小福菩萨之前，几乎都经历过一次濒死体验。正是在这种体验中，他们亲眼看到或感受到了某种显灵的迹象，从而对小福菩萨的存在和能力深信不疑。

老金小时候曾因拉肚子差点死去。②那时家里很穷，能吃的东西并不多，常常饿肚子，即便如此，他却不断拉稀，"连肛门都快拉出来了"。他的母亲甚是着急，无奈之下只好去小福菩萨那儿求了点仙丹回来，用水泡了泡就给他喝了。没想到一喝下去，立马就不拉肚子了。没过几天，肛门也缩了回去。从那时起，老金便对这种神奇的仙丹有了信任感。年岁渐长，他也逐渐知晓了小福菩萨的存在，再回想当年的仙丹，便对小福菩萨的灵验没了怀疑。因此在后来的湖墩庙重建中，他起了很重要的推动

....

① 小福菩萨的自称，并非"我的干爹"之意。
② 据说当年村子里很多小孩都因拉肚子而死去，类似瘟疫。

作用。

他的儿子、孙子也很有出息，儿子在外地做生意，孙子读完大学后也已在大城市安家落户，可以说他家是村里有名的家业较为兴旺，后代争气又孝顺的好人家。在他看来，这都是小福菩萨在报恩。而关仙婆的话也让他对此更加确信，那个关仙婆指着他说："老干儿子老干儿子啊，干爹落难全靠你这个老干儿子。"在老金看来，正是因为他和妻子在建湖墩庙时出了力，还出钱为小福菩萨塑了像，故此小福菩萨便来报恩了。

而在三五年前，老金的妻子不慎从电瓶三轮车上摔了下来。老金连忙把她扶了起来，当时她看起来没什么大碍。但到了第二天，她便开始腰痛。正值大年初三，他们的儿子也在家，于是赶紧把她送进了医院。拍片检查完之后，说是"脊柱都摔扁了"。那天，老金赶紧给庙里的一个阿爷打去电话，让他问问小福菩萨。结果求出来一支上上签。庙里的阿爷立马给老金打来电话："不用送医院，马上就会好的。"老金又赶紧给他儿子打去电话，要他马上载她回家。在医院住了5天之后，他儿子终于把她载了回来。而当时，医生仍是坚持不让她出院的。不承想回家后，在家里躺了十几天，她便能下地走路了，随后就慢慢好了起来。老金说："小福干爹还要她再活几年呢。"

而老郑的经历更具传奇色彩。

1958年，老郑13岁。他家在毛家兜，临河第一户人家。之所以叫兜，许是因为那边有一个很深的水斗，据说这水斗是一块风水宝地。那年，政府下令破除迷信，作为风水宝地的毛家兜首当其冲成了靶子，被抽干了水。没想到水被抽干之后，这个村却迎来了一场"瘟病"。据老郑说，"听村里老人讲过，这个地方的水一旦被抽干，一百步之内的人家都是要吃牢①的"。在他的印象里，当年河南河北②一下子死了很多人，"我们那边有户人家七天工夫两个就没了"。

而老郑自己也深受其害。他躺在床上，迷迷糊糊，没有清醒的意识，只感觉自己正在外面飘荡着，有一个声音一直引导着他，叫他一会儿去这儿，一会儿去那儿，还叫他到天上去。他的父亲很是焦急，守着他不知如何是好。已经去看了三趟医生了，最后连医生都拒绝了，只说："你们另外叫人看看，我已经没有办法了。"他的父亲很是无奈，去村子的庵里求签，问到了三五支下签。回家路上，两只狗还朝着他呜呜直哭。他心里想，这孩子怕是救不回来了。但他仍想再试试别的办法。当时家里刚好有一块大香③，他拿来斧头，三下两下将它劈碎了扔进香炉里。香烧到一定的时候，他便一下把头磕了进去，然后又立马站了起来，直接走到了儿子床前。

老郑正处于昏睡之际，蒙眬中感觉有人走了过来，他睁开了眼睛，但他看到的并不是自己的父亲，而是一个陌生人。老郑形容那人"头戴乌纱，十方宝剑，跟现在电视里放出来的状元那么一个"。那人随即问老郑："你认不认得我啊？"老郑想起了以前父亲带他去小福菩萨庙里烧香时看到的神像，说："你是小福干爹。"那人点了点头，说："你的名字是我起的。你就慢慢来，千万放心。"说完之后便转身走了出去。而紧随小福菩萨进来的，还有两个医生，他们"跟现在的医生是一样的，穿着白大褂，腰带呢，是两条龙，中间有一颗珠的，就是双龙抢珠。两个药箱很

· ·

① 方言，遭受到严重的负面影响。
② 指的是河的南面与北面。
③ 有香味的木头，可能是檀香。

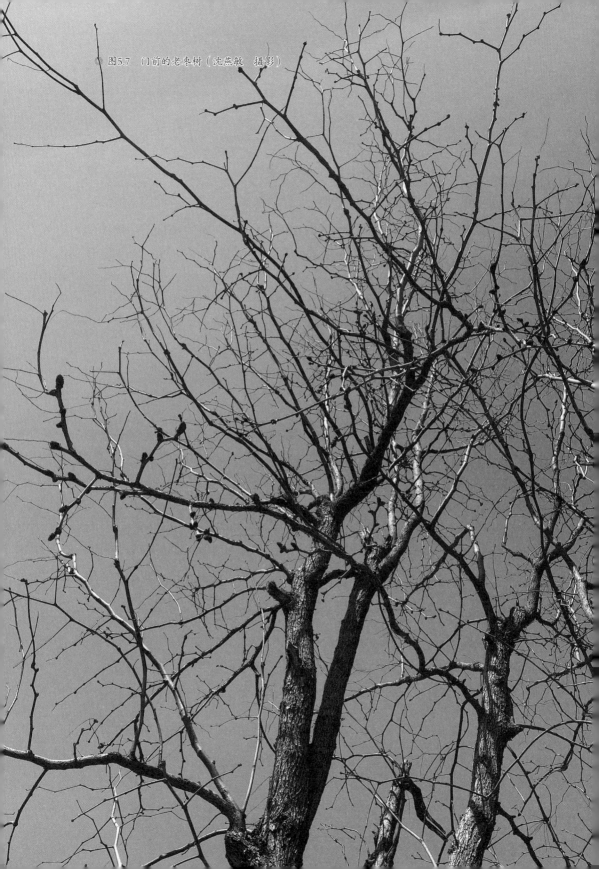

图5.7　门前的老枣树（沈燕敏　摄影）

高，比热水壶都高。桌子上放着的草头方子也有公尺米高咯"。

此后，他的父亲一个星期没有走进这间屋子。别人问他："你儿子病得这么厉害，你怎么不走进去看看？"他只是淡淡说道："我和小孩犯冲的，不能走进去。他就要好了，我不用走进去的。"别人都认为他精神出了问题。没想到过了一个星期，老郑的病就好了。

在讲述的过程中，老郑一直强调自己亲眼看见了小福菩萨和那两个医生，他说："我相信小福干爹，就是13岁一场毛病呀。"

而到了晚年，老郑也生了一次较为严重的病，但这次是"硬毛病"[1]。他的腿不知出了什么问题，去医院检查之后，医生建议做手术。在做决定之前，他要求儿子到湖墩庙求签，结果求出来是第四签唐三藏，上上大吉。于是他决定不做手术，但他的儿子持反对意见。随即，老郑又让庙里的阿爷替他问了签，这次问出来的则是第二十四签周文王，仍是上上大吉。这更是坚定了他不做手术的决心。他对儿子说道："你的那支呢，是唐三藏，西天取经啦，七十二洞，洞洞有妖怪，要吃多少难头。到最后呢，倒也是好的。我这支呢，周文王，有百日牢狱之灾……"他的儿子反驳道："百日牢狱之灾，你要是在床上躺一百天，我们还走得开啦？"一场辩论无疾而终，最后他仍是做了手术。术后的医药费就更贵了，他说："天天叫我缴三千缴三千，吃得消的啊？"于是，他又让庙里的阿爷替他求了签，这次求出来是第十六签舜公天子，上上大吉，这下他便放心了。当医生又来催他交钱时，他回道："我不缴了，没钱了。"随后那两天，医院停止了输液，也不再开药。而老郑依旧饭吃得很香，身体也没有任何

⋯⋯⋯⋯⋯⋯⋯⋯⋯⋯⋯⋯⋯⋯

[1] 指的是完全的身体上的病。

异常。十天之后，他终于出院了。出院那天，医生还过来问他："你靠菩萨的啊？"他笑着说道："菩萨也靠，医生也靠，光靠你们医生么，你们医院不是也死人的啊？"

讲到此处，庙里的其他庙管阿爷们都笑了起来。老全接过话茬："小福干爹，不光是假病，就是真的病，也看得好。"他讲了两个例子。第一个是他自己的亲身经历。那年，他不幸中风，村民们称之为"脑充血"（脑出血）。去医院一检查，发现脑子里的血块已经很大了，需要动手术。当时，他正好在湖墩庙造房子，于是便叫庙里的一位老爷爷替他求了点灵丹。当天晚上吃完之后，第二天早晨，医生就过来跟他说不用开刀了，但脑子里的血块还有三厘米长，须吸收完了才能出院。在住院23天后他便出院了。当时村里人都认为他快不行了，但他却平安无事地回来了。他认为，这都是小福菩萨在保佑他。

而第二个则是同村老高的故事。老高2015年已是82岁高龄。在65岁那年，他得了严重的胃病，住院动了手术，割掉了一部分胃，并断食了近20天，从100多斤瘦到了60斤。医生对他的家属说："药片也不给你们配了，你们载回家么好了，钞票不值得浪费了。"当时，亲戚朋友们纷纷去看望他，都以为他快不行了。他的家人甚至都开始陪夜了。这期间，他自然也是叫人帮他求了灵丹和圣水。就在断食的第20天凌晨，他在恍惚中忽然听到有人说了句，"药，给你拿来了"。后来当他询问陪在身边的妻子有没有听到时，她表示没有。这天之后他便出院回了家，没想到身体却逐渐好了起来。直到82岁，他身体仍然很健康，还时常去长头庙①帮忙。这事是

....

① 另一个村里的庙，与湖墩庙地位相似。

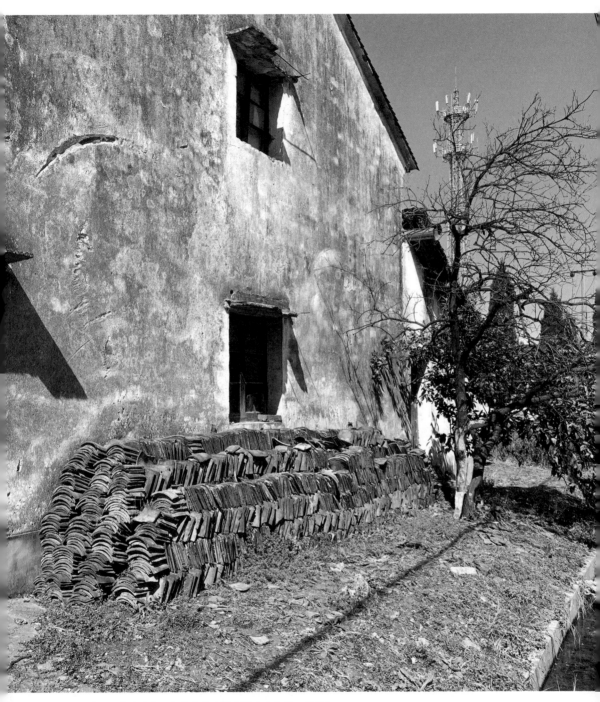

◎ 图5.8 老房子和一棵半枯荣的橘子树（沈燕敏 摄影）

老高本人在长头庙里帮忙时说给大家听的，在场念佛的老奶奶们听后都愣住了。

医生在村民们的心目中是权威的存在，代表着科学，有着知识分子特有的光环，所以，当被医生拒绝治疗或宣判死亡时，家属往往就会开始为病人准备后事。而能将此事扭转过来的，唯有"活菩萨"。只有获得了"活菩萨"的帮助，才有可能"起死回生"。而当这个重生之人回到村民中现身说法时，人们就会逐渐增加对"活菩萨"的敬畏之感。

庙管阿爷里还有一个阿爷叫老胡，2015年82岁。他虽没有这种大病之事，但某天，念佛活动结束，老奶奶们陆陆续续回家了，他也正打算收拾收拾就回去。不料刚走到蜡烛山附近，便好似被什么绊了一下，他整个人就朝前倒了下去，一头磕在了地上。当时老金正在一旁，立马跑过去把他扶了起来。老胡一边说着"没事"，一边往小福殿走去。随即，他跪着求了一支签，是上上签。于是当身边的人催他去医院看看时，他便摆手说："不要紧的，上上大吉还有什么要紧啊。"确实，接下来几天，他身体也没什么事。旁人都说，"总算是菩萨拎牢你的"。

还有一次，他坐的轿车车门没关好，车子发动后一转弯，他便一个跟头从车里栽了下来。本来要是就这么摔下来，他很有可能被车轮碾到，但他这一摔，竟连着翻了两个跟头，躲过了一劫。大家也说，全靠了小福菩萨保佑。

似乎在庙管阿爷们看来，能够躲过这些劫难，不管这个劫难是摔跤、疾病，还是自然灾害、战争，只要能幸免于难，都是小福菩萨保佑的结果。用他们的话来说，"你只要信小福干爹，就好了"。这里的"信"，并不仅仅是心理上或观念上的信，更是行为上的信。再仔细分析他们信菩萨的行为，我发现，"信"与"灵验"之间，并无纯粹明晰的先后关系，而是一个礼尚往来的动态过程。当病人吃仙丹的时候，也许只是出于一种"死马当活马医"的心理，而只有产生了效果，他才会真的信菩萨。而有的人，在听完这些灵验叙事之后，就真的很信小福菩萨。一个念佛的老奶奶跟我说："我长期吃仙丹的。"但她身体并不是很好，现在仍是全身酸痛。所以说，信，未必就会灵验，但只要灵验了，就肯定会信。而且在人神的互动中，比如人为神出钱出力，而神为人消灾解难，彼此之间的信任感与依赖感也就愈加深厚。

但菩萨也不是万能的。小福菩萨曾说，"有的事情呢，帮得好；有的事情呢，帮不好"。而在"帮得好"与"帮不好"之间，因人而异，也就是说会涉及个人的"运道"问题。在村民们看来，帮得好的那些人，是积了福积了德的，不管是其本人还是其祖先或子孙，都是正经人。而帮不好的那些人，往往是道德上有问题的人。所以，当老高在长头庙说起自己看病的经历时，老奶奶们才会说："那你们这户人家肯定是蛮好的，后代小孩也肯定是蛮好的，所以菩萨有得救你呀，后代作恶的有得救的啊？"也就是说，为善之人才能得到帮助。看来，能否得到小福菩萨神力的相助，信与不信是一方面，人的为善与否是另一方面。而在两者之中，后者起着更为重要的作用。

此外，在村民们看来，确实有真病假病之分，但他们也无法具体说明何为真病何为假病，因为一旦涉及神力的相助，真与假之间的界限也就变得模糊不清了。不过假病通常与运道即个人或家庭的善恶、道德相关，因此人们也称之为"晦气毛病"，出于这层意思的考量，村民们大多不愿承认自己得的是假病。所以，当老郑说"生毛病呢全靠假毛病的，真毛病呢好不来的"，老全便用他自己的例子反驳道："我的病又不是晦气，我么中风、脑充血咯。"也就是说，在村民们看来，小福菩萨真病假病大都能治。不过一提到癌症，村民们便会纷纷摇头，"这个肯定看不好的"。即使是神，也爱莫能助，顶多就是让他多活几年。既然小福菩萨真病假病都能治，那么有的人，特别是年纪大的爷爷奶奶们，身体一有不好，比如感冒、咳嗽、眼花、腿疼等，自然也就会来求仙丹或圣水了。当我坐在小福殿里跟庙管阿爷们聊天时，时不时就会有老奶奶来小福菩萨面前点香拜佛，再去供桌上放上白糖、茶叶或檀香，祈求小福菩萨能给这些东西"下点药进去"。

小福菩萨的灵验传说和生活在身边的村民们的灵验叙事一起，编织着村落的历史并影响着村民的当下，这些传说和叙事已然"成为一种生活法则潜在地规训着人们的生活"[1]。

（三）庙的阴面与阳面

湖墩庙是村落祭祀圈的中心。它联结着阴间与阳间，联结着菩萨、死者与生者，甚至宇宙。在一个人的生命过程中，它扮演着重要的角色。这部分，我并非是要分别介绍庙的阴面与阳面，因为它的阴面与阳面唯有与人相关才有意义。因此，接下来我主要是通过描述村民生活中与庙相关的

....

[1] 岳永逸：《行好：乡土的逻辑与庙会》，浙江大学出版社，2014，第55页。

活动来呈现这座庙对村民而言究竟意味着什么。

村民们从出生、成长，直到死亡，在人生的各个重要阶段，都直接或间接与庙产生关联。可以说，庙的存在使人们了解自己从何处来，该如何顺利度过这一生，又将往何处去。庙就像是人生的中转站，在关键时刻给予人停留、思考、决定的时间。

当我第一次走进小福殿，就被贴在墙上的几张红纸吸引了过去。纸上列着一系列项目，分别为总昭、年岁、人口、雨水、春蚕、夏蚕等，还有各种作物，冬瓜、西瓜、甘蔗等，另外还有与营生相关的开厂、生意、养鱼、养虾、养甲鱼等，可以说生活中的各项事情，它都有所涉及（参见图5.9）。每年正月初三，庙管阿爷就会来小福菩萨面前求签，问来年村落的总体情况，俗称"问总昭"。当我问及此事时，其中一位阿爷还说道："今年冬瓜是不灵①，我种的冬瓜就生了一两个。年年么吃啊吃不光。"而讲究的村民，在搞养殖业或做生意之前，总要来庙里问上一签，以预测行情如何。光是从这张纸上，我便看到了小福菩萨管理的事物之多之细。

接下来，我就详细描述在人生各个阶段中，庙所扮演的角色。

1. 寄拜

一个人自出生之时起，八字便定了下来。小孩出生后，村民们都会找算命先生算一下小孩的八字，看一下小孩的五行。如果小孩五行不全，那么就需要举行寄拜仪式。寄拜的对象，人和神都可以。我那一代人，往往寄拜给姑妈或姨妈比较多，比如我当年就寄拜给了我姨妈，姨妈另给我起

....

① 不灵，指的是收成不好。

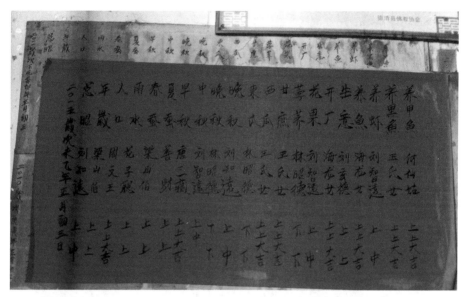

◎ 图5.9　总昭。2015年7月30日摄

了一个名字，跟随她姓朱。此后，她便成了我干妈，她须待我如女儿，我亦须待她如母亲。据说当年父亲本打算把我寄拜给二姑妈，但奶奶反对，她认为二姑妈已经育有一个儿子，算命先生曾说姑妈子孙很少，因此她认为即使我寄拜于她，也得不到庇护。而寄拜给神，则有两种选择，一般来说，男婴寄拜小福菩萨，女婴寄拜观音菩萨。但这并没有严格的规定。小阿姆2015年新添了一个孙子，她觉得，自己的儿子是寄拜给小福菩萨的，那么这个孙子就寄拜给观音菩萨，这样一来寄拜的菩萨就全了，想来全家也能得到更好的庇佑。

　　寄拜菩萨，往往会选择菩萨生日那天去。这天，要备好糕、糖、水果等供品，还要带上一个特制的旌幡，然后带着小孩一起去庙里烧香拜佛。庙里有庙管阿爷负责此事，拜完菩萨之后，再拿红纸写上给小孩新起的姓

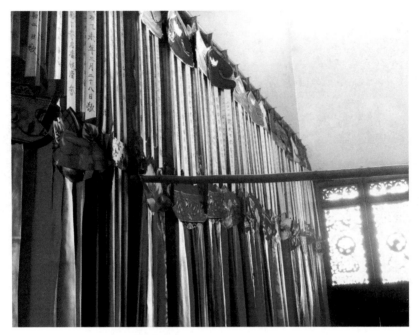

◎ 图5.10　小福殿内挂满了寄拜的旌幡。2015年7月30日摄

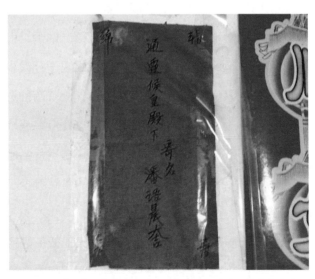

◎ 图5.11　带回家贴在墙上的红纸，这个小孩跟随小福菩萨姓潘。
　　　　　四角连起来为"福寿绵长"四字。2015年10月5日摄

名，让大人带回家贴在墙上（参见图5.10、图5.11）。这么一来，小孩就算是寄拜给菩萨了。此后，也不需要再做些什么，只要每年逢菩萨生日，拜上一堂忏，过年再去烧个香即可。

2. 学业与事业

随着年龄增长，小孩就要入校学习，随后开始工作。在此期间，家里的老人们每年都会去庙里给小孩拜上几堂观音忏、小福忏，以保佑小孩学习成绩优异，或工作顺利、身体健康等。我奶奶在世的时候，父亲和姑姑们给她的钱，她大都花在了庙里。2015年暑假我去庙里调查，无意间发现小福菩萨面前的佛塔上有我和妹妹的名字（参见图5.12）。待我回家问及父亲，他说："总是你奶奶给你们买的，好像一个是30块钱。"那上面，我还找到了很多熟悉的名字，大都是我或我妹妹的同龄人。但当我在庙里帮老人上名时，发现老人们因不识字，又因方言发音等原因，我往往无法准确写出他们的名字。好在庙管阿爷对这些人都很熟悉，很快便能写出他们的名字来。但在拜忏的时候，奶奶们因无法说清儿孙们的名字，便常会出现庙管阿爷不断询问一个个人名的场景，比如他会问"是金子的金吗，是平安的平吗"之类的。奶奶们对这些常用词较为熟悉，许是在家问过小孩，比如我奶奶虽不会写我的名字，但知道我的"燕"是"燕子"的"燕"。不过后来奶奶们想了一个更为简单的办法。记得当时，一个奶奶走了过来，说要拜忏，然后便从口袋里掏出一沓写着名字的小纸牌（参见图5.13），直接拿给庙管阿爷看。我惊讶于她们的智慧。原来在年轻一代不知道的情况下，老人们怀揣着对子女的爱，默默做了这么多。

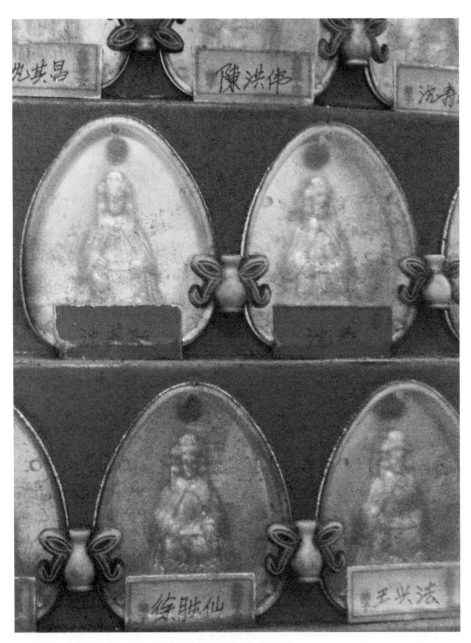

◎ 图5.12　佛塔上我和妹妹的名字。2015年8月3日摄

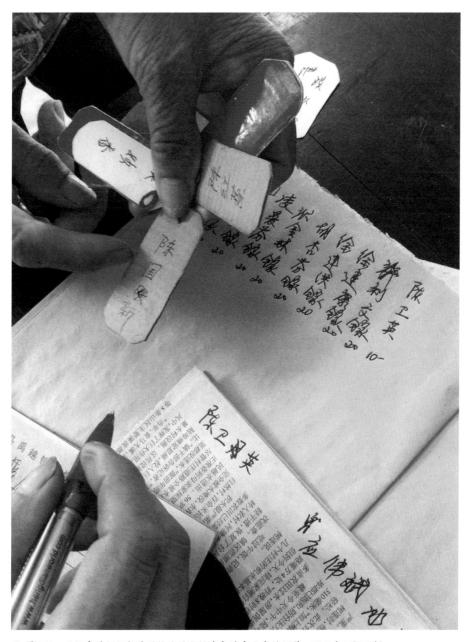

◎ 图5.13　不识字的奶奶们为了给儿孙拜忏准备的有名字的纸牌。2015年8月3日摄

3. 婚姻

等到了结婚的年龄，老一辈人就更上心了。年轻一辈没有对象的时候，他们急着求对象，有对象了又急着问八字、卜八字。村民们都说小福菩萨那儿算婚姻很灵。接下来我便举三个例子。

第一件事发生在小阿姆的儿子身上。2014年阴历二月，小阿姆去关仙婆那儿查家宅，顺便问了一下儿子的婚姻。她说："我儿子26岁了，还找不到对象，这也不中那也不中。"小阿姆语气中充满了焦虑。事实上，从2013年开始，她就一直张罗着这事，到处找人给她儿子介绍对象，而她儿子始终没有相中的。就因为这事，她和儿子的关系一度闹得很僵。随即，关仙婆①对她说道："你们阿太说，叫你不要多说，你再说，你们阿太就不跟你客气了。啰里啰唆么要啰唆出事情来的。他老婆肯定有的，你们的子孙呢是好子孙，品貌也好，人也很正经。老婆呢，门缝里都会挤进来的。"小阿姆问道："那就要有了啊？"关仙婆回答说："就要有了，前面走后面跟的。"

没想到刚过了三四天，就有人过来给小阿姆介绍了一个女孩。这个女孩是云南人，刚来这儿没多久，家里父亲去世了，想问问看这边有没有好人家，要是有的话就愿意嫁在这儿。小阿姆试探性地问了问她儿子的意见，没想到这次他居然没有反对。随后，小阿姆便去要了这个女孩的电话，让两人联系着。结果到了阴历四月，这女孩就住进了小阿姆家，随后两人在2014年的10月份结了婚。如今已育有一子，生活很是幸福。小阿姆

· ·

① 此处的关仙婆不是水仙，是另外一个，但也是小福菩萨的香灯。许是小阿姆不想让亲近之人知晓家里的事情，比如儿子的婚事，所以她才没去水仙那儿。

听我说在湖墩庙求了个姻缘签，她便立马跟我说了这件事，并认为小福菩萨是非常灵验的。

第二件事发生在父亲的朋友身上。我称他为叔叔。叔叔家有一个儿子，找了个很漂亮的女朋友。见过双方家长之后，互相都很满意。随即，叔叔便去湖墩庙问了问①，问出来一支名为孟姜女的下下签。叔叔认为孟姜女克夫，这是不祥的。他立马就要求儿子跟那个女生分手。他儿子起初并不相信，认为这完全是迷信。在叔叔的强烈要求之下，他儿子亲自跑到庙里求了个签，结果又抽到了同一支签。最后，他儿子听从了叔叔的意见，与那个女生分了手。

第三个例子是庙管阿爷对我说的。2014年清明节的时候，有一对夫妻来给自家儿子求婚姻签，那时他们儿子已经找到了对象。求出来的这支签，名为何仙姑。随即阿爷便问这俩小孩是否有或远或近的亲戚关系，当得到否定回答之后，他便说："那你们这对肯定不行的，要分开的。你们小孩，最好是我跟你亲戚，跟他亲戚，再跟他亲戚，这样配起来的。"到了阴历八月，他们儿子结婚了。这对夫妻拿了糖等供品来感谢小福菩萨。原来，他们儿子现在的结婚对象果然是有亲上加亲这种关系的，而之前那个女朋友已经分手了。当我询问阿爷是如何知道的，阿爷便打开签书，翻到"何仙姑"那一页。我看到婚姻那一栏里赫然写着，"亲上亲，一定上好"，而且"终身有靠"。

当庙管阿爷们得知我还单身时，纷纷建议我求支签问问。于是我也体验了一下求签。我所问之事为：从现在到过年这半年时间里，能不能找

---

① 即问两人八字合不合。

到对象。五毛钱买一炷香，在小福菩萨面前跪拜之后插进香炉，然后再次跪在蒲团上，心中想着祈求之事。此时阿爷就会拿着签筒，站在你身边，口中说着前来求签的是何人，所求之事为何，边说边顺时针在香炉上绕三圈，紧接着便开始上下摇晃签筒，边摇边说着："干爹保佑求到一支好签。"没过一会儿，一支签掉了出来。阿爷捡起签，拿出签书，开始给我解签。我求到的是第二十二签，海龙女，在婚姻那一栏写着"大吉上好"。阿爷们得知我求得了上上签，都很欣慰。但我心里想着，母亲早已为我算过命，算命的说我结婚很晚，想来今年（2015年）能找到对象一事是不可能的。

这件事刚过去不久，一天，姨妈打来了电话，咨询母亲关于婚姻看八字的事。原来堂妹已经找到了对象，而且两人相处已差不多有一年了。于是姨妈便想着给他俩卜八字看，若是合适就让他们继续谈着，若是不合适就趁早分手。当然，这里的不合适指的是算出来两人八字不合、婚姻为下婚这种情况。一般而言，中婚较多，而下婚和上婚都较少。母亲只知道镇上有个盲人算命还挺准的，因为母亲总是去他那儿查家宅，便推荐了他。而在我和父亲的聊天中，母亲又得知湖墩庙也很准，便又推荐了湖墩庙。母亲对庙里情况不熟悉，而我这段时间又总往庙上跑，母亲便唤我过来跟姨妈说说庙里的情况。于是，我便讲述了求签的过程，顺便又将阿爷跟我说的那个亲上加亲的故事说了一遍。待说完，我忽然发现，我不自觉地成了小福菩萨灵验故事的传播者。此时，我已然不是调查者的身份，更多的，是作为一个村民的存在：为了让堂妹获得幸福，我也极力提供着自己所获得的信息。但另一方面，我也害怕万一求出来的是下签，姨妈非要堂妹与对象分手，那她的幸福岂不是没了吗？

对父母那一辈以及更老一辈的人来说，婚姻是一辈子的事，所以在结婚前一定要卜双方的八字，看是否相配，这便是民国《德清县志》在"婚姻"这一风俗中所谓的"守旧之家每绝命于谶卜"①。不管两人现在如何相爱，若算出来是下婚，两人相克，为着长远着想，两人也得分开。但是对我们年轻人而言，当下的感情才是最重要也是最真实的，何况那些早已被科学斥为"迷信"。于是关于婚姻，年轻人和家长之间总是存在着矛盾。

4. 上庙

　　操办完儿女们的婚事，父母们也已是50岁上下。此时的母亲们又多了一个婆婆的身份，就需要留在家里看孙子、孙女了。而这个时候她们还需做一件事，即上庙，上庙指的是第一次拿着念佛篮去庙里念一天佛。这念佛篮必须是别人送的，不能自己花钱买。一般来说，可以由女儿或姐妹送。据说，上庙一定要在53岁之前，若是错过了这个时间，庙里就不再有她的名字了。母亲是这么比喻的，"就像上班报名一样的，错过了，名就报不上了"。报不上名的后果，就是死后不能去庙里待着。所以，最近母亲一见到老人，就会借机询问相关事宜。原本这是可以询问外婆的，但外婆已经信了耶稣，母亲也就不好再去问她。从我记事起，母亲就从未去过庙里，所以言辞中她总是对第一次去庙里念佛这件事充满了焦虑。但好在村里与她同龄的妇女已有人开始念佛了，她便想着结伴而去总不至于尴尬。

. . . .

① 吴翯皋等修、程森纂：《中国方志丛书·华中地方·浙江省德清县志》卷二风俗篇，民
　国十二年修、民国二十年铅印本，成文出版社，1970，第139页。

5. 以庙养老

当孙子辈逐渐长大，特别是开始念大学之后，爷爷奶奶们的空闲时间就多了起来。这时，他们生活的重心就又转移到了与同龄人的交往活动中，其中最重要的就是去庙里念佛。在我的印象中，每逢菩萨生日，只要身体还可以，奶奶必定会去湖墩庙。而每当她回到家，便会向我说起庙里是如何热闹，人是如何之多，什么地方又发生了什么大事等。我对奶奶这些说辞早已习惯，但这次暑假亲自去体验过后，我仍然感到震惊。

第一次去庙里调查，正值阴历六月十五。六月十九是观音菩萨生日，庙里正打佛会，也就是叫各个村的老奶奶们来念佛，一共念七天。六月正值荷花盛开，这个佛会又被称为荷花会。这些天，庙里还来了很多海宁许村人，每天有一两百人，都是女性，年龄基本都在六七十岁，她们专门包了大巴车前来。她们称这个庙为"荷花寺"。当问及她们如何得知这个庙时，有人说道："小福菩萨去邀她们来的。"据说当时她们正在自己村的庙里念佛，忽然听到外面传来一个年轻男子的声音："你们到湖墩庙去念佛。"当她们走出来找人时，却未看见人的踪影，于是便认为这是小福菩萨显灵了。庙管阿爷们并不知晓此事，所以当这些人第一天来湖墩庙时，他们非常震惊，直到听闻了此事才豁然开朗。他们也认为，这肯定是小福菩萨自己去叫的，因为湖墩庙这边并没有年轻男子。

这一天，庙里仍然来了很多海宁人，而本地的老奶奶也很多，于是连庙的弄堂里都坐满了人，总共约有300人。念佛过程中，每隔约两个小时，她们便会休息一下。休息的时候，就会有奶奶过来上名、拜忏。我则在一旁帮忙。而就在此时，我们村的老奶奶都朝我围了过来，正如上文所说，她们告诉我，在我奶奶百日时要念佛给她。中午休息时间比较长，我正犹豫要不要回家吃饭，庙管阿爷们立马喊住了我，让我留下一起吃。午饭一共8个素菜，大都是时蔬，有芋头、冬瓜、菱角等，味道都很不错。

吃饭的房间非常大，一共放了五六十张八仙桌。我刚一进去，便被那种热闹的氛围吓着了。而我的到来，也引起了附近几桌人的注意。吃饭期间，不断有奶奶过来询问："这是谁家的呀？"而当得知我是九里村哪家的小孩时，她们立马就会问我认不认识谁谁，家又在这个谁谁家的什么方位，而我一回答，问的人就会恍然大悟，"哦。是那里啊。我晓得的"。席间，还有人过来问我，是不是谁家的女儿。原来她与我母亲认识，似乎还有些亲戚关系。没过一会儿，我的身份便被大家确认，也被大家认可了，甚至连我现在在北京读研，单身，这样的信息都传开了。

吃罢午饭，我正与我家附近的阿娘们聊天。忽然一个奶奶走了过来，拉着我的手了解情况。原来她有个孙子，到了找对象的年纪，奶奶觉得我挺乖，便过来与我搭话。随后，她便把她孙子的情况跟我介绍了一遍，从出生、上学到工作，介绍得很是详细。后来，奶奶又问了我的生肖，得知我属龙之后，她便认为我跟她孙子的生肖不是很配。最后当她得知我还在读书，而且没有回家的打算时，她终于放弃了我。

不料刚回小福殿没多久，我家附近的一个阿娘就把我叫了出去。门口站着另一个老奶奶，有些颤颤巍巍，阿娘替她说道："她有个孙子，也在找对象。你要么跟他试试看。"我诧异了一下："我还在读书呢。"老奶奶开口道："几时毕业啊？""明年。"这个时候，阿娘说道："你要么写个电话给她。"当时我立马便回绝道："我也不晓得我以后会不会回家。现在也还没想着找对象。"阿娘似乎看出我并不太愿意，便说道："你还不想找对象，还想着读书，那就算了。不然么，就跟他谈谈看。"

随后她便挽着老奶奶走了。我惊出了一身虚汗，在不知道对方是何人的情况下，这样的交往着实有些恐怖，何况还有老奶奶的希望在其中。原来，这里的奶奶们都是如此操心自己儿孙的婚事，再仔细一想，又有些感动。

阴历六月十九，我又去了一趟湖墩庙。这次待在庙里，我终于觉得自在了。即使只是坐在一旁的桌子边拿着杯子喝茶，我也有些怡然。阿爷们都认识了我，奶奶们也大都对我有了些印象，有的还会冲我打招呼。虽然我并不认识，但也只要叫一声"阿娘"便可。这次，终于没人给我介绍对象了。

吃饭时，忽然听到有人叫了一声："阿姐，你也来啦！""啊，你也在这儿啊？"随即便看到两个50多岁的妇女热络地聊起天来。看到这一幕我才明白，怪不得以前奶奶总喜欢来庙里念佛，想来与故人的相见也是其中一大动因吧。

饭后，我正跟一个老奶奶聊天，忽然一个人朝我跑过来，急切地问起我小姑儿子车祸的事。而与我聊天的奶奶随即也就车祸这一话题询问起来。当然，生病这一主题，在这种场合必然是会被谈论的，特别是有谁得了什么重病，如今怎么样了，这样的消息在人们的口口相传中生生不息。而这段时间大伯正住院，再加上他之前还得过癌症，于是便成了一种谈资。

距我上次去庙里，已经10多天过去了。这天，小姑带我去水仙那儿关仙。到那儿的时候，已经有一个奶奶在排队了。她与小姑认识，便闲谈了起来。忽然这个奶奶问道："听说你有个侄女儿，在北京读书啊，读书蛮好的啊。"小姑诧异道："你怎么晓得的啦？"奶奶说道："我听我们那儿念佛的老太婆讲的呀。说她上次去庙上了嘛。"小姑笑着指了指我：

"就是她呀。"我只好尴尬地笑了笑。可见关于我的信息流传之广。

在完成人生重大任务即生儿育女、管好孙子孙女之后，这批老人最大的乐趣便是念佛。因为各个村子的老人大都会去，念佛已经不仅仅是念佛了，还是人们的一种交往方式。在念佛场子上，陌生人可以借此机会熟络起来，而熟人又可联络感情。此外，这里也成了各种消息的集散地。连父亲都感慨地说："村里的老太婆消息最灵光。"因为在念佛场子上，在各村老人相互间不经意的聊天中，各种消息便已开始互通有无、不胫而走了。而从我的例子也可看出，念佛场子以前可能还承担着一项功能，那便是为小孩相亲。只是如今的小孩大都念了大学便待在了城里，这一功能便衰微了。

去庙里念佛的大都是老奶奶，老爷爷们则很少去。而庙管阿爷们不念佛，只负责处理其他相关事宜。偶尔，他们会拿出经书念念经。也许这和以前村落的劳作模式相关。女人在家管小孩，男人则外出劳作。于是当小孩长大之后，女人得以有闲时参与佛事活动，而男人则始终要干农活。如今村里可耕种的田地已越来越少，但老爷爷们宁愿闲着晒太阳，也不会与老奶奶们一道来念佛，好像念佛本就是女人做的事情一样。事实上，念佛已经成了村里老年妇女的一种生活方式。在这种集体活动中，既可为自己及家人积德，又可与大家做伴，还可共享各种信息，何乐而不为？就像有学者在研究妇女信仰生活时提出的，"教堂给妇女们提供了一个家庭以外的聚会场所，使她们在参加宗教活动的同时也可以进行社交活动"[1]。确

---

① 徐霄鹰：《歌唱与敬神：村镇视野中的客家妇女生活》，广西师范大学出版社，2006，第66页。

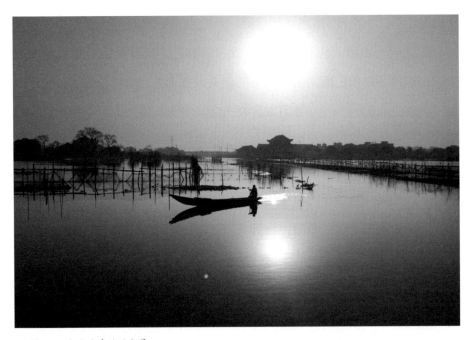

◎ 图5.14   湖墩庙旁边的湖景

实，念佛场子或者说湖墩庙，已然不仅仅是一个宗教活动场所了，它已有
了"庙产兴老"的功能。

6. 报庙

上文已详细讲述了报庙流程。对时常来庙里念佛的人来说，他们早
已接受了庙这个空间。这里不仅有菩萨，也有大家相处的记忆，于是对死
后来庙里这件事，也就不那么恐惧或难以接受了。村民们都知道，人死之
时，庙里的土主老爷会来叫你，待报庙之后过完七七四十九天，你就可以
待在庙里延续之前的村落生活了。庙是生者的活动场所，也是死者的魂归
之处。

这里留存着每个亡人生前的痕迹。走进庙里，只要细心观察，你总能找到自己的爷爷、奶奶或父亲、母亲留下的印记，比如旌旗、佛塔、功德碑上的名字，又或者上名簿、拜忏簿上的名字。村民们来了一批又走了一批，代代相传，在同样的日子里举行着同样的仪式活动。就像在念佛这件事上，奶奶那辈人正逐渐逝去，而母亲这辈人正逐渐崛起。死亡是每个人都必须独自面对的未知物，而代代相传的一些习俗不仅可以告诉你如何活得顺利，更可以告诉你如何死得安心，如何死后还能过得好。于是在信仰实践方面，母亲这辈人已经开始逐渐模仿老一辈人了，比如对儿女婚事的占卜、参与念佛等。

庙是神圣的，也是世俗的存在，它与村民的今生、来世都息息相关。庙里住着菩萨也住着鬼魂，对村民们来说，除有活动的日子之外，其他时间是不太去庙里的。因为冷冷清清的庙，总有些让人心生恐惧。因这恐惧，庙也可以说是村落里的一处"禁地"，但村落中的"禁地"不止这一处。

三、村落中的"禁地"

在村民们心目中，相比其他"禁地"，湖墩庙至少是一处安全的"禁地"。它有着明显的标志，有着自己的名称，人们知道它是怎样一种存在，与它打交道时，人们知道如何行动较为妥当。但是村落里那些没有标记的"禁地"则往往让人防不胜防，特别是对那些不熟悉村落内部知识的人而言，这只是一个看起来很安全的村落。

（一）九里河的淹死鬼

村落沿河而建。人们的生活离不开河，但河水给人带来便利的同时，也常常将人置于危难之中。关于九里河的故事，大都与淹死鬼有关。

村里的小孩比较贪玩，特别是到了夏天，总喜欢跳进河里洗澡。大人们忙碌了一天，傍晚回到家，也喜欢跑去河边泡个澡。于是夏天自然就成了溺水事故的高发期。小时候，我总是听大人们说，"河里的淹死鬼要找替身呀，你们小孩子一定要在大人看着的时候去洗澡，不要自己去"。

关于淹死鬼的故事，我听到过比较可怕的版本是舅爷爷给我讲的。当时我们正在讨论鬼神，舅爷爷忽然插嘴道："我不相信有鬼的。但是淹死鬼是真有的，小时候我大伯看见的呀，他跟我讲的。"事情是这样的，那时舅爷爷的大伯还是个年轻人，他总喜欢去河里抓一些鱼、虾、甲鱼拿去卖，赚点小钱。那天，他正在河边倒腾着，忽然听到一阵水声，转头一看，一个小孩正被什么东西拖着往前"游"，他觉得不对劲，便划着小船在后面一路狂追，小孩终于被他截住了，也得救了。淹死鬼究竟有多可怕，从这里似乎并没有看出来，但这里的可怕并不是指故事本身，而是指舅爷爷讲述时那种确信的态度，关键是，舅爷爷是个无神论者，这似乎是矛盾的。但从他讲述的神态来看，这种矛盾没有一点违和感。

而更可怕的版本是这样的鬼故事，不过与其说是鬼故事，不如说是"心理片"更为合适。这是我小时候听闻的一个真实故事。当时我们一群小孩正在河边游泳，而大人们则站在岸边聊天。忽然小伯就讲了一件事："就在昨天，我们这儿哪个村方死了个小孩呀。他们说是被鱼叉刺死的。"几个大人就此事展开了讨论，小伯继续说道："听他们说，小孩么在洗澡，大人么在刺鱼。本来呢也没事的。这个小孩一下子潜到了水里游了一段，上来透气的时候游到了水草里。大人一看，以为是一条鱼，就刺了下去。救上来么，已经不行了。"我听得倒抽一口冷气，因为就在我们游泳的不远处，长着一大片水草。至今每每想到这个故事，我仍然有些害怕。可见，这种生活故事对一个小孩的影响是非常深刻而又久远的，这也难怪不信鬼神的舅爷爷居然那么深信淹死鬼的存在了。

而每到夏季，也总能听到从河里救人的故事。我奶奶就曾救过胡家里的一个小孩。而我自己，也曾被隔壁婶婶救过。那年我也就七八岁，当时正套着游泳圈在河里游泳，忽然看见一个小孩把身子探到游泳圈外，只用一只手搭着游泳圈游泳，于是我便想效仿。但我刚从游泳圈里探出身子，就被游泳圈与水面的作用力弹了出去。我没来得及抓住游泳圈，整个人瞬间没进了水里。水从四面八方涌了过来，我很难受。一开始我拼命挣扎着，想着能不能踩到河底，结果发现不行。慢慢地，我停止了挣扎，透过水面望向河堤，看见奶奶正急匆匆指着我，嘴里却说不出话来。我心想，这次我肯定要死了。但很奇怪的是，这个时候的我心里很平静，身体也并不难受。直到背对我站着的婶婶终于察觉了奶奶的不对劲，转过身来一看，只见几根头发在河面漂着，她立马朝我游了过来，一下子将我拖离了水面。直到那一刻，我才回过神来，一个劲儿地咳嗽，鼻子酸酸的，脑子也嗡嗡作响。一沾到地面，我才发现我全身都在不住地颤抖。在水里的时候，其实并没有那么害怕，反倒是被人救到了岸上，才发现自己像掉了魂一般，久久难以控制住微微颤抖的身躯。后来奶奶告诉我，当时她正在屋里做饭，忽然就感觉到有一股巨大的力量推着她往屋外走，当走到河边时，恰好就看到我被淹进水里那一幕。奶奶说："想来总是你爷爷在推我出来呀。"

在村民们看来，一旦有人溺水，便是淹死鬼在水里拖着他不让他上来，我想我这次的遭遇，在村民们口中估计也变成了这样的故事吧。但就我自己的体验来说，当时并没有觉得有"人"在河底拉我，纯粹是我贪玩所致。此后，家里人便不再让我下河游泳。因这次事故的关系，我妹妹从小就被奶奶管得严严的，坚决不让她到河里洗澡。直到后来我们都长大了，偶尔去河边洗衣服，奶奶也还是会一直跟着。

谁都不知道淹死鬼长什么样，只知道它害人的方式是拖着人的小腿将其拖到水底，待这人死去，有了替死鬼，它便可以转世投胎。而离开水，淹死鬼是无用武之地的。而且不管白天黑夜，它往往出没在人少的时候，因此只要不离开人群，它就害不了你。

在有的村民口中，淹死鬼还有一种称呼叫"獭鬼野猫"。当我问及村里的年轻人这两者有何区别时，他们都觉得淹死鬼是淹死鬼，獭鬼野猫则是水獭。但当我问及村里的父辈们时，他们纷纷表示这两者是同一个东西，而不是水獭。父亲还给我讲述了水獭的来源。据说以前有个人不知从何处抓来了三只猫，其中一只逃出去变成了野猫，一只跳进水里变成了水獭，而剩下那只就成了现在人们养的家猫。照此说来，那水獭岂不就是"野猫"？人们口中的"獭鬼野猫"说不定就是指水獭。再加上水獭本来就与猫有些相像，它的两只前脚与人的手很像，说不定人们在水里遇到时，就误认它为淹死鬼。此外，在村民们看来，水獭的前脚还有个神奇的疗效，即治疗喉咙卡刺。很多村民在吃鱼时都有过被鱼刺卡住喉咙的经历，而遇到这种情况，如果在尝试了吃米饭、喝醋等方式仍无效之后，就会用水獭的前脚挠一挠喉咙，骨头随即就下去了，喉咙也就舒服了。我没有见过这个东西，但是村民们都说很灵，只是他们也已不太清楚村里的那只水獭脚如今被哪户人家借走了。

事实上，如果将水獭与淹死鬼的形象合二为一，人形再加上水獭的脚，似乎与日本的妖怪河童①有些像。据说有些不好的河童，也是会拖着人的脚将人拉入水中的。当然，如今村落里的小孩都已不去河里游泳了，大人们也大都在浴室洗澡了。一方面是河水被污染了的缘故，另一方面也是出于卫生观念的转变，于是九里河淹死鬼的故事也就越来越少被提及了。但是每每在夜幕降临时走过河边，村民们心里仍然有些异样。而每年阴历七月三十地藏王菩萨生日，村民们也总是会往河里放河灯，以祭祀水里的亡魂。而若是哪家有了新生的小孩，这户人家又是临水的，那作为对小孩的告诫，淹死鬼的故事仍然被大人们讲述着。

（二）谋杀案现场

这起谋杀案发生于二十世纪五六十年代。当时奶奶还小，她并不知道具体发生了什么，只是跟着大人来到了现场，当然那时候尸体已被运走，不过地上仍流淌着很多鲜血。那个地方就在我们家放祖先骨殖瓮的那片土地附近。至今，奶奶仍能准确地指出那个地点。

· ·

① ［日］柳田国男：《妖怪谈议》，贾胜航译，重庆大学出版社，2014，第五章河童的传
　说、第六章河童的迁徙。

奶奶之所以会向我提及此事，是因为那年她犯了头痛的毛病。她认为，可能是路过那地方的时候被那个人看了一眼，或头部被他打了一下。因为当年他是被人用刀砍中头部而死的，所以奶奶认为这是他让别人头痛的原因。随后，奶奶便在大门口点了香烛，放上鸡蛋和肉，拜了拜。后来就没再听到奶奶提起头痛的事。

直到有一天，我家后面新建的工厂来了一个打工者，他刚上班没几天就忽然头痛欲裂。村里人开始讨论此事，认为是那个人的亡魂在作怪。后来奶奶曾简单跟我说过那个谋杀案，但是年代已有些久远，具体的细节奶奶并不知晓，直到这次我刻意询问了父亲那一辈人，才大致了解了事情的来龙去脉。

当年，村子里有一个很美丽的女人名叫金娥，不幸的是，婚后生完小孩不久，她丈夫便去世了，于是村子里的单身男子们便都想把她娶进门。而当时村子里有一名男子姓娄，长得高高瘦瘦、白白净净的，也想娶她。关键是，金娥对他也很好。本来就这样成就一桩美事也很好，无奈的是，村子里有两名男子看不过去。两人一商量，便决定把他杀了。事发当天，据说这两名男子一人紧紧抱着娄姓男子，另一人则用刀对准了娄姓男子的头，当头便是一刀，顿时血流如注。这两人当时便逃走了，而娄姓男子则当场死亡。后来，金娥嫁给了村子里的一个裁缝师傅，过得也还算幸福。

案发当天，警察直接闯进我家，把我太爷爷当嫌疑人抓走了。直到四天之后，太爷爷才洗清嫌疑被放了回来。至于真正的凶手后来是如何处理的，则无人知晓。

事实上，随着经济的不断发展，村落的地面景观早已发生了变化。原本我们家后面是一大片桑树地，颇有人迹罕至的感觉，如今修了宽阔的水

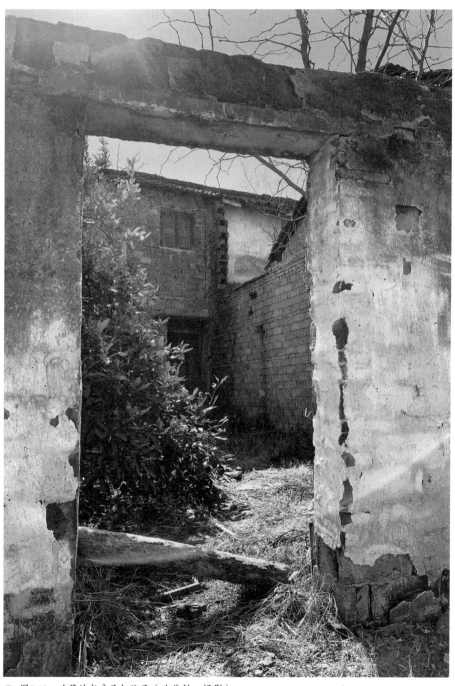

◎ 图5.15　破落的老房子与院子（沈燕敏　摄影）

泥路，还建了各种厂房，已很是热闹了。小伯小时候割草经过那里，还有人告诉他说，那就是姓娄的被杀的地方。但如今，那地方早已无人问津。那个凶杀地点，如果没有村民告知，外人是绝寻不到一点踪迹的，而且一般来说，即使在村民之间，也没人会刻意提起此事。只有当再次发生怪事时，人们才会联想到那起谋杀案。

所以到了黄昏之时，父亲便会赶紧叫奶奶回家，不要在外面逗留，免得惹到一些野鬼，这些野鬼中自然也就包含了这个娄姓亡魂。而我自从知道了这件事后，每次经过那个地方，必定会想到此事，心中略有忌惮。

（三）"野带"与"冷地"

之所以将这两个故事放在一起写，是因为村落里的"冷地"就在"野带"之中。

"冷地"，其实也就是一片地，表面上与别的地并没有什么不同，但它有一个特点，那就是冷。所以要是有死者不幸被葬在那儿，就不会腐烂。我们村在实行火葬之前都有二次葬①的风俗。第一次葬的时候，只是浮厝，也就是把尸体放进棺材，直接搁在地上，并不入土。直到3年之后，在其死亡的这一天，由近亲开棺捡骨，放入骨殖瓮中。捡骨要从脚到头，绝不能落下一块骨头。随后，再将衣服、棺材等烧掉，而骨殖瓮则放在自家

---

① 也称为"揭骨"，可参考丁世良、赵放主编《中国地方志民俗资料汇编·华东·中册·德清新志》，书目文献出版社，1995，第742页。

桑树地面上，每年清明前来上坟即可。

　　村落的"冷地"就在我家后面沿河的桑树地上。这是村民们都知道的事。所以那一块地方是绝不会放棺材的，即使如今都已实行火葬，那个地方也没有骨殖瓮。据说"冷地"风水不好。小时候我曾跑去那边玩过，因为那儿有较浅的河滩，去的小孩又少，想来可以钓到很多虾蟹，但去过一次之后我便不想再去第二次。其实那时候我并不知晓"冷地"一事，但不知为何，那地方总让人脊背发凉，似乎背后有什么东西一直在盯着你，怪不舒服的。至今，我也没再去过那儿。当然，村民们也是极少去的。

　　而"野带"的范围则更大。不过在年轻一代看来，如今早已没了"野带"。所谓的"野带"，多出现在爷爷、奶奶那一辈和父亲、母亲这一辈人口中，指的是荒郊野外野鬼出没之地。据我调查得知，我们家附近就有两个"野带"，一个是原来我家后面的那一大片桑树地，从我家后院的第一片桑树地一直往北延伸到公路那儿，"冷地"就在其中，而上文所说的凶杀现场也在其中。另一个"野带"，就是从我外婆家一直往北延伸到我小时候的幼儿园附近。

　　在老人们看来，"野带"是非常恐怖的存在。首先，它是一大片桑树地，在枝繁叶茂的时候，看不到两米开外的场景。而当年村落实行的是二次葬，村民们都把棺材搁在桑地上，所以人走在那片桑树地里时，冷不丁地，一具棺材就会出现在你眼前。更可怕的是，那时候村里家家户户都会养羊，有时候你只顾着埋头割草，一不小心就发现自己已经来到了一具棺材旁。而看到棺材还算好的，有些穷人家连棺材都买不起，便直接拿稻草编成的草席一裹，就这样搁在地上。要是碰上这样的"长毛棺材"，那才是最可怕的事。到了夏季，尸体腐烂的气味甚是难闻，整个村庄都弥漫着恶臭。拿爷爷们的话来说，"以前北面的'野带'，真的是'棺材缝里'的呀。光是草路呀，草啊遮住的，走路的人么又那么少，走过么阴切切的呀"。我小时候总喜欢去采桑葚吃，在桑树地里走着走着，冷不丁就会遇到一个骨殖瓮，我就会被吓一大跳。仅仅是一个骨殖瓮就足以让我害怕，足以想见当年从"棺材缝里"走过的小孩们的心情。其次，这也是容易遇鬼的地方。外婆就曾跟我讲过她见鬼的事。当年她刚嫁给外公不久，回娘家探完亲之后已是夜晚，她一个人走在回家的路上。当经过他们家后面那片桑树地时，她忽然看到前方有一个乌黑的人影正朝着她的方向慢慢走来，她有些害怕了，因为这个影子并不是白的。[①]于是她立马转到了另一条小路上，跑回了家。此后，她晚上再也不敢一个人走"野带"了。可见，原始的"野带"确实是一片可怕的禁区。即使在白天，在人少的情况下，这里也是极其恐怖的。

如今，实行了火葬，"野带"已经没了浮厝，很多桑树地也已经变成了工厂用地，再加上村落里四通八达的大马路，村民们再也不会遇见"棺材缝里"的"野带"了。对我们这一代人来说，虽然对桑树地仍心存恐惧，但已然不及前两代人那么严重。不过对我们的后代来说，"野带"可能只会是一个传说般的存在了吧。

即便如此，村里的老人出门时，仍会注意回家的时间，村里的小孩出门时，大人们还会让他们揣上报纸[②]。在村民们看来，"野带"虽不见了，但"野带"里的鬼魂仍然存在着。村落，始终是夹杂着"野带"而存在

....

① 在外婆的概念里，如果是人的话，借着月光，远处的人必是白的，而这团黑影明显不一样。

② 当地村民认为，报纸也可用于辟邪。

的。事实上，当第一家工厂建在我家后面的桑树地上时，曾摧毁、搬走了很多骨殖瓮。没过一年，这家工厂便倒闭了，如今更是不知几易其主。村民们会在私底下讨论说，"建在这种地方怎么会好"。言下之意，这原是"野带"，本就是鬼魂所居之地，工厂自然是发展不起来的。

（四）废弃的庙与庵

村里的爷爷们都说，以前我们这儿一个村就有一个庵，所谓"一骑路①一只庙，三里路一只庵"，也就是说每隔十八里路就有一个庙，而每隔三里路就有一个观音堂。可见当年庙宇之兴盛。

然而从1949年开始直到"文革"这段时间，村落里的庙和庵都遭到了极大的破坏。如今，仍有老人记得当年敲庙②的事。1959年，外婆只有14岁，当她经过村子里的观音堂时，观音堂已被破坏，而观音堂里的菩萨都被扔在了河滩上。外婆至今仍记得那个场面，"河滩上望下去，红红绿绿、花花绿绿都见的呀"。另一个观音堂被破坏的时候，有人劝这些民兵，"叫他们不要敲，再等等。但他们并不听。敲得狠的那几个，用绳咥当咥当扯下来"。这些人敲完了便各自散去。而庙边有一个摆渡的老人，当天晚上通宵摆渡，他后来跟人说："摆了一夜渡，高血压病犯了一夜，真吃力。"在村民们看来，他当晚摆渡过去的并不是人而是那些菩萨。据

----

① 一骑（jì）路，长度单位，一骑路等于十八里路。
② 当地方言，敲庙指的是毁庙的意思，因为都是拿锤头之类的敲坏神像等，故称敲庙。

村民们说，当年敲庙的人后来都没有能善终的。

2000年左右，我们村一些人打算在老地方重建观音堂。刚建了一部分，村里的干部便扛着锄头去砸了。巧合的是，就在当天，其中一个带头干部的脚便被锋利的镰刀割伤了。于是村民们纷纷在私底下议论，认为这是菩萨在惩罚他。

在村民们的观念里，曾经建庙或庵的地方，私人绝不可挪为他用，特别是普通人用来建房，那是万万不可的，因为庙或庵所在的地方是菩萨选中的风水宝地。一般人家若没有极好的运势，绝对顶不住这好风水，反而会深受其害。曾有一户人家不小心把房子建在了原来观音堂的地基上。当时一个风水先生走过，说了一句"这个房子造了要死人的"。到了上梁那天，忽然从屋顶上掉下一块瓦片，正好砸在他们家的狗身上，这狗就被砸死了。原来这狗是代替这家主人死去的。随后，房主便立马把这新建的房子拆了。还有一个例子，一户人家住在以前观音堂的地基上，虽然没有什么怪事发生，但这户人家生出来的小孩是品性极为恶劣的"拖鞋"①。阿爷们一致同意这个观点，"没有福气，你这个龙椅是坐不牢的"。

所以，庙只能用来"庙产兴学"，也就是在原本庙的基础上改建成学校。在胡家里，观音堂附近建着一所小学，我小时候曾在那儿上过学。学校后门不远处就是破旧的观音堂，里面什么东西都没有，望进去黑乎乎的一片。偶尔门会被打开，但当年的我们也不敢进去，只觉得像一个鬼屋。而邻村的小学也是在观音堂的地块上扩建的。如今，这个复建的观音堂仍在学校里，不过这个学校在几年前已经废弃不用了。

....

① 当地方言，指的是小混混。

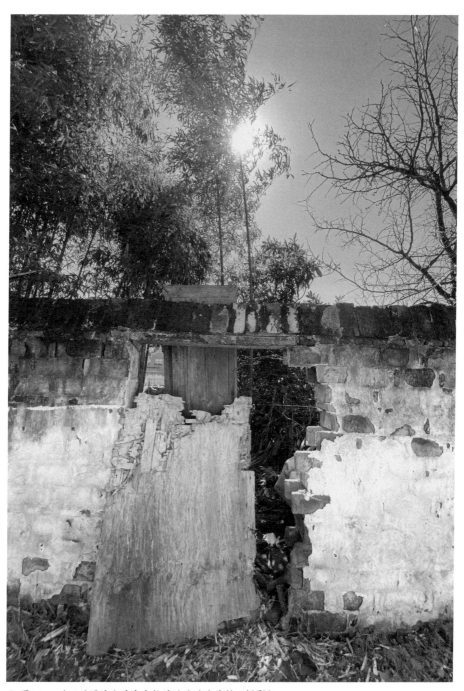

◎ 图5.16　破旧的围墙和肆意生长的竹子（沈燕敏　摄影）

现在，我们村观音堂那片地仍被闲置着，破屋残垣，荒草丛生，不知将来会何去何从。它似乎已经成了被时代遗忘的角落，走过那儿，有一种时间停滞在几十年前的感觉。

四、非均质的时空与疾病

村落的时空并不是均质的。在村民们看来，有鬼神活动的地方在某种程度上就是需要格外当心的"禁地"。虽说阴阳两隔、人鬼有别，但从上文家居时空和村落时空的描写可知，鬼神与人一样，无处不在，整个村落就是人、鬼、神共享的世界。任何一个村民，只有熟谙村落的内部知识，知道如何与鬼神打交道，在合适的时间、合适的地点做恰当的事，才能活得较为顺利安逸。而一旦不慎触犯了鬼神，那么轻则身患疾病，重则家破人亡。而鬼神往往会用让人患病这种方式给当事人以警告，因此村民们一旦觉得身体有所不适，而这种不适又给人某种特殊的感觉，他们就会前往湖墩庙求签或去往关仙婆、算命先生处咨询。

在对这种感觉的追根溯源中，村民们最先考虑的，往往就是村落中的时空。我在前文中说过村民们认为不对劲的病有三种：其一是突发性疾病，其二是"拧"的病，其三就是说不清道不明的身体的不舒服。而在探求原因的过程中，一旦联系到鬼神，村民们就会开始思索自己最近在家中、村落中是否有过不当的行为、遇过奇怪的事，抑或最近自己所处的空间是否有所变化。比如奶奶当时忽然头痛，就认为是自己走过凶杀案现场的后遗症；2014年她胳膊痛，则认为是我们家后院新建房子的缘故；而小阿姆在关仙之后终于得知，她遭遇诸多不顺，是因为他们家多年来忘记了大爷爷的祭日所致；有的村民生病还会联想到最近参加过的葬礼……这类事件会让村民们意识到，村落的时空自有它的序列，顺应这种序列，做好该做的事，如该祭祀的时候祭祀，不该去的地方不要去，只有这样，才能保全自己。

但若一直等到问题出现时才想解决之法，那就太被动了。所以，村民们也自有一套预防机制。最常见的，就是一些村民都知晓的禁忌。比如黄昏时候最好不要随便出门，[①]特别是不要去那些"野带"；老人小孩出门时，身边一定要带点辟邪的东西，最常用的就是报纸，也可带点桃叶桃枝；晚上若听见有人叫你的名字，千万不可随便答应；祖先的祭日也千万不可忘记，等等。另外，若是有预兆性的东西出现那就更要注意，比如家蛇的出现或家里有奇怪的声响，又比如椅子发出啪啪的声音、棍子倒地的声音等。

而在这些预防策略中，最全面的便是查家宅。家宅一年可查两三次。一般而言，村民们只会查一次家宅，大都是在阴历正月十五过后。但在这一年里的任何时候，若是家里忽然出了什么奇怪的事，也可以再去查一次家宅。查家宅既可找算命先生，也可找关仙婆。每年过了正月十五，母亲便会去镇上的算命先生那儿卜一下来年家宅的运势。算命先生会先问家里有几口人，每个人分别几岁。随即便开始掐指算起来，过了一会儿就告诉母亲，今年哪几个月要当心，家里哪个人可能会遇到被惊吓的事等。母亲

---

① 柳田国男曾对"黄昏"有过探讨，在日本黄昏又被称作"逢魔之时"，且古语中黄昏还有"来者何人"的意思，柳田国男认为这还包含着一层"要警惕妖怪"的意思。可参看〔日〕柳田国男：《妖怪谈议》，贾胜航译，重庆大学出版社，2014，第11页。

会针对这些被惊吓的事询问可否破解。算命先生紧接着会拿出用报纸包好
的《消灾经》，让母亲回家做一个仪式。而去关仙婆那儿查家宅，她只会
问你家是哪儿的，当家人是谁。随即她就会告诉你家里有几口人，大致的
情况是什么。当你确认无误之后，她才会继续往下说，告诉你哪几个月家
里的哪个人需要小心些什么，甚至还会告知哪个月不要出远门，不要去看
望病人或吃豆腐饭。那次小姑带我去关仙，刚好一个奶奶在查家宅。说完
这些注意事项之后，她就问这个奶奶："你家里现在有点不好嘛。"奶奶
尴尬地笑了笑："是呀，所以我来查查家宅看呀。"原来，最近她儿子与
她儿媳妇正闹别扭，儿媳妇这几天总是躺在床上，不吃不喝，她也实在是
没了办法才来问问看。随后，关仙婆便跟她说了解决的办法，亦是需要回
家做一个仪式，再吃点仙丹①。查家宅可以提前给人以预知，让人躲过那些
危险的时空，继而顺利度过这一年。

　　但时空是不断变化的。即便查了家宅，也不能保证万无一失。唯有
自身累积的经验与知识，才是村民们日常生活中最可靠的助力。家居空间
的建设、布置，要考虑到人与鬼神之间的互动，并遵循互动中的某些禁
忌。而在村落空间中活动，更是要了解各个角落的过去与当下，才可能避
免将自身陷于危险的境地。这些经验与知识，来自村民们的身体记忆与日
常实践。这两者并没有先后之分，它们互为前提又互相验证。就身体记忆
而言，一方面来自亲身的经历和实践，另一方面则来自村落传说或别人的
经验叙事。于是村民们在面对相似的情况时，便知晓了应对之法，甚至还
可以指导别人。而日复一日的日常实践，在不断强化身体记忆的同时，也

----

① 这里的仙丹是大米。也就是把这来米与家里的米一起煮，全家人都吃。

在不断进行自我修正以适应时代的需求。于是，通过横向、纵向的传播与传承，这些经实践检验过的"真理"逐渐成为一套村落内部共享的知识体系，并规训着村民们的知与行。

于是对村民们而言，疾病不再仅仅是个人身体的事，它是个体与周围时空互动的结果。而这里的时空又是与鬼神共享的，因此疾病的预防和治疗，也就与关仙婆或算命先生等掌握某种神秘力量的人密不可分。一方水土一方人，正是在这样的水土中，村民们才自然而然形成了这样的疾病观念。但这方水土、这方人正在逐渐改变，那么在这变化之中，村落的疾病观念又将何去何从？

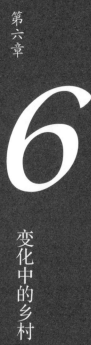

第六章

6

变化中的乡村

越来越多的年轻人已经直接或间接地走出村落，开始在城市里安家落户，与村落环境之间心意感觉的断裂，让年轻人不再无条件地、不假思索地遵循那些"约定俗成"。

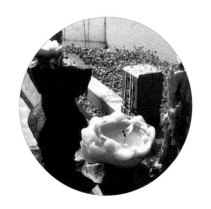

村落的整体环境已经变了。这里的环境，既指向村落的物理空间，也指向村落的人口结构、家庭结构，甚至指向村落的信仰空间。巨大的变化带来了秩序的重组，同时也带来了很多矛盾。村落的疾病观念本是一个开放的动态系统，即便是在传承环境、传承人变化的情况下，它也本该兼容并蓄、与时俱进，然而我看到的却并非如此，它在面临村落的整体变迁时已显得有些力不从心。那么，渗透于村民日常生活的传承机制是否即将失效？

一、村落的工业化

近十几年来，村落正稳步向工业化①的方向发展。在工业化进程中，

....

① 事实上很多人会用"城镇化"一词来说明农村的发展，但在家乡，我看到的更多的是工厂及外来打工者的增多，于是我更倾向于用"工业化"一词来指代这种现状。

村落的自然环境发生了深刻的变化。首先是耕地和桑地的征用，这里的征用既有国家建设公路的用地，也有企业的厂房用地。当然后者占了绝大部分。其次，随之而来的，便是村民劳作模式的变化。人们基本已经不下地劳动，可以说是无地可耕，即便有，也只是老人家闲来无事种点菜，供自家吃，或者去镇上的菜市场卖。而蚕，如今更是极少数人家才会养的。就2015年而言，胡家里42户人家，只有1户养了蚕。再次，随着大中型工厂的增多，村落里也来了很多外来务工人员。这些人大多来自安徽、云南、河南等地。村民们纷纷开始在后院建起平房，供外来务工人员租用。一个房间一个月租金为200～300元，租金虽不贵，但一年下来，租客若有四五个，基本也能有1万元的收入。最后，村民们的生活水平也有了极大的提高。如今家家户户的年轻一代大都有了小轿车，这已经成了他们出行的代步工具。

这种迅速的工业化，对村民们的生活而言还有着更深层次的影响。我主要从时空和文化两个方面来说。

从微观层面来说，村里房子的家居空间发生了细微的变化。村落里的房子大都是三层的小洋楼，附带一个前院或后院。一般来说，一层都是人们白天日常活动的区域，包括厢屋、厨房间、吃饭间、厕所，有的人家还把老人的卧室安排在一楼。二层的房间大都用来做卧室，分别是两个主卧、两个次卧。但如今很多年轻人都会将其中一个主卧装修为客厅。三层大多是闲置的，所以有的村民也会把第三层专门腾出来租给打工者。以前白天家家户户都开着大门，人们的活动大都集中在一楼，即使来了客人，也是厢屋里迎客，吃饭间待客，客人是极少会上楼的。但现在，若是平时你去村里走上一圈，会发现家家户户大都关着大门，好像人们都出门了似的。不过这也是事实，因为大人都去上班，小孩都去上学了，老人则去念佛或待在屋里看电视。于是，白天的村落显得有些安静。而一旦有客人来了，村落里年轻一代的主人也会习惯性将之引到二楼客厅看电视或聊天。也许是因为外来人口增多之故，人们早已习惯紧闭大门。事实上，从房间的规划和布局可以看出，村落里年轻人的审美正向着城市人的审美转变。正如前文所说，新式的厨房设计已经无视灶头这个传统的灶神居住的神圣空间，而将另一个主卧装修成客厅也体现出对世俗空间的重视，一定程度上还反映着父权制的衰落。①

村落工业化了，村落里的年轻人逐渐城镇化了。除家居空间的变化之外，随着交通的便利，轿车的普及，他们的生活方式、消费方式也已呈现出城镇化的趋势，比如去大型超市或商场购物、周末去电影院看电影等。此外，在卫生观念和就医方面，也产生了显著的变化。年轻人非常讲究卫生，特别是在自己小孩的抚养过程中，他们和自己的父母之间总是充满了矛盾。而一旦小孩生病，他们也是急着奔向城市里的大医院就诊。从生活的方方面面来说，年轻人的生活和父母辈的生活已有了巨大不同。简而言之，他们更趋向于相信科学知识，而父母们的经验总是被忽视甚至鄙视。

从宏观方面来看，村落的"野带"正逐渐被开发成工业用地，年轻一代再也体验不到中老年人当年走在"棺材缝里"的恐惧感，于是对鬼神的敬畏自然也就少了。再者，公路基本通到了家家户户门口，公路两旁也有了路灯，再加上晚上工厂也是不停息地作业，可以说，村落早已不是那个

----

① 在以前，两个主卧，一个是父母的，一个则是年轻夫妻的。而如今，父母的主卧往往会被装修成客厅，而父母则睡到次卧。

一到晚上就乌漆麻黑、两耳唯闻自己脚步声的小村了。对很多村民来说，不管是白天还是黑夜，村落似乎都没有了鬼神出没的时空。唯有遇到事时，中老年人才会想起那些"恐怖"的存在，而年轻人则自然是热衷于寻求科学的解释。此外，外来人口的进驻，让本地村民又爱又恨。一方面，他们给本地经济发展带来了收益，直接作用于村民的便是房租这一额外收入；另一方面，他们也带来了安全隐患，这种隐患不仅仅是物质上的，更是精神上的。特别是有的外来务工者也会在租住的房间门口祭祀，而祭祀时迎来的祖先对村民们来说，自然是陌生的鬼。一旦涉及这种神圣空间，村民们自然是有所忌惮的。

村落的工业化，也改变了村民们的时间观念。村落里的老人大都是用阴历来记日的，因为他们的活动都与阴历相关，比如祖先的祭日、菩萨的生日，再比如田里劳作的时间等，而中年人则阴历阳历两者兼而用之。一方面他们需要与老人打交道，另一方面他们又需要与工厂的工作时间相一致，当然他们还需要配合自己小孩的记日方式，因为小孩自小接受的学校教育便是围绕阳历展开的。于是，一户人家，若家里有老人，则鬼神之事大都由老人操持，一旦家里没了老人，中年人则需要开始注意阴历时间，以防遗漏祭祀等重要之事。但工厂上班时间又是相对固定的，于是中年人操办起祭祀来往往就显得不那么讲究。首先，以前的祭祀，大都是在中午。而现在，因为上白班的关系，中午回来祭祀是不太可能的，于是人们就把它挪到了早上。又因要赶着上班，很多人便一大清早起来祭祀，殊不知祭祀必须要在太阳出来之后才行，否则祖先是享用不了祭品的。[①]其次，

....

① 小姑带我去关仙时，小福菩萨在与小姑闲聊时曾说起过。

是祭祀持续的时间。讲究的祭祀往往需要添两回酒，再端上饭，最后再烧佛经，需要一个小时左右。但如今，亦是为了赶时间，人们的祭祀时间都会缩短到半小时。最后，还要讲一下佛经的事。原本家里一年祭祀用的佛经，需要这户人家去村里叫来十几个老人专门念两三天佛，以备祭祀之用。在这两三天里，家里需要有人在家，给老人们烧水、泡茶、准备点心等。但现在，很多村民开始直接从外面买佛经，很是方便。至于买回来的佛经烧完之后到底有没有钱，村民们并不十分在意。而即便听闻关仙婆或老人们说买来的佛经没有用，有的村民仍会为了方便起见而买佛经。可见中年人这一辈在祭祀时，已不如老年人上心。这也是关仙时，奶奶千叮万嘱要母亲和姑姑们祭祀一定要讲究的原因。

其实，从村落时空观念的变化已经可以瞥见文化方面的转变了。仅就一户人家的三代人来说，其价值观就已有了明显的分层——老年人的传统文化、年轻人的都市文化，以及中年人夹在中间的两者兼而有之的混合文化。如今，村落里占主导地位的已经是年轻一代，可见村落发展的未来必是都市文化占主导地位。于是，村里的老庙管们已经开始担忧庙的管理问题。正如我暑假去庙里所见到的那样，去庙里参加活动的大都是中老年人，其中以七八十岁的老年人居多，而除我之外，年轻人则一个也没有。在就医方面，以前人们一生病，便会就近择医，去看赤脚医生或老郎中，同时也会去庙里求仙丹；但现在，从小接受现代科学教育的年轻人在面对各种疾病时，不管是小病还是大病，不管这病是发生在自己身上还是父母或祖父母身上，他们总习惯去邻近城市的正规医院就医。他们自然也是想把最好的医疗带给长辈，但忽视了长期以来根深蒂固的乡土文化。年轻人信的是科学，老年人信的是经验。同时，外来务工人员的介入也逐渐改变

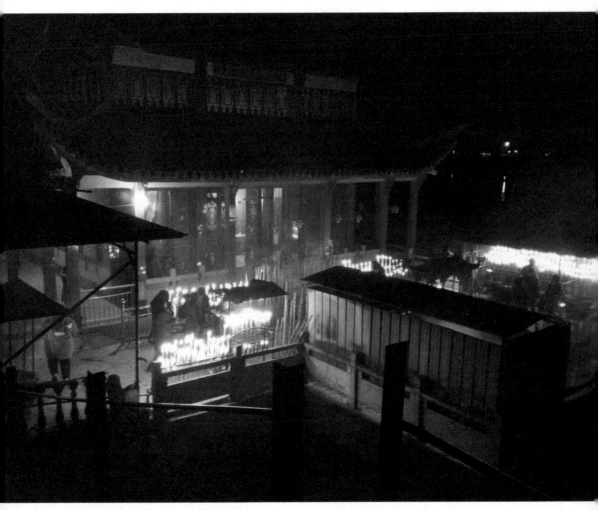

◎ 图6.1　2016年大年初一凌晨的湖墩庙

着人们的生活。这里的介入，我主要指的是外来务工人员中的女性以媳妇的身份进入一户人家中。她所带来的一些习惯与观念，都会给这户人家带来潜移默化的影响。比如在疾病治疗方面，小阿姆的膝盖一直都有风湿痛，在儿媳妇的建议下，她使用了其从家乡云南带来的药酒。而这消息一传开，便有村民抱着试试看的心态来小阿姆处要了药酒回去治疗。在小阿姆眼中，她的儿媳妇人是很好的，但在某些方面仍是不能让她满意，这主要与村落的传统时空观有关，比如她不喜儿媳妇黄昏时抱着小孩外出。此外，村民与外界接触的渠道也愈加丰富。家家户户都有电视电脑，年轻人用电脑，中老年人用电视。在各种电视节目的熏陶下，特别是在养生类节目以及一些医药广告的影响下，中老年村民们也开始在日常生活中关注起自己的身体来。他们逐渐有了一种可掌控的主导性，不再只是等到身体不舒服的时候才开始被动求医。而鬼神类节目的缺失，在一定程度上也让他们开始反思起自己的信仰来。在调查中令我震惊的是，"迷信"一词早已深入民心，中老年村民们几乎都认为鬼神之事即为迷信，并对我这个学生去调查这些迷信的东西甚为诧异，但在他们看来，迷信并不意味着愚昧无知，而是代表着一种迷惑不可知的存在。

在学校教育和村落工业化的影响下，年轻一代村民的时空观在一定程度上已经脱离了村落环境，随之而来的，他们的价值观、世界观也已然不同于家里的长辈。村落疾病观念这一地方性知识似乎正在逐渐失去它的依附空间与传承人。

二、本土化基督教①的介入

20世纪90年代，基督教开始在村落里悄然兴起。在村里，人们并不说自己是基督徒，而是说"落耶稣"，也就是信耶稣之意。

据说村里第一个信耶稣的人是一个名叫阿珍的女人，她的信教过程和关仙婆有点像。当年她忽然患病，此后身体一直病恹恹的，甚至还出现了严重的幻觉，也就是村民口中的"疯病"。后来实在没办法，她便试着信了耶稣，没想到居然慢慢好了起来。于是她便开始信教并极力向村民们传播基督教了。

在前文中我提到过我的外婆也是基督徒。但在我外婆家，第一个信教的人是我的舅舅。当年他在外做生意，认识了一批人，这些人里有一些是基督徒，受到他们的影响，舅舅也慢慢信了耶稣。当时外公、外婆仍然信菩萨，家里有灶王，还有神码。忽然有一天，外婆发现灶头上的香炉、灶王的神像，甚至香烛等都没了，原来是舅舅趁外婆不注意，偷偷把这些东西拿出去扔了。从那时起，外婆便被禁止做与鬼神相关的一切事情，包括家里的祭祀。记得那年过年，舅舅他们没来我家做客，只来了外公一人，原来他们是怕在我家吃到祭祀过的饭菜，据说吃了这些"不干净"的饭菜，基督徒会肚子痛。但外公当时并不是虔诚的基督徒，所以并不讲究。

· ·

① 基督教的本土化或基督教的中国化，指的是基督教在传入过程中为适应当地需要而做出改变，如今有很多学者致力于这方面的研究。可参考高师宁：《当代中国民间信仰对基督教的影响》，《浙江学刊》2005年第2期。而我用"本土化基督教"一词，是想突出村里的基督教并非西方意义上的基督教，而是已经本土化了的基督教。因此对本地民间信仰来说，它有着巨大的威胁。

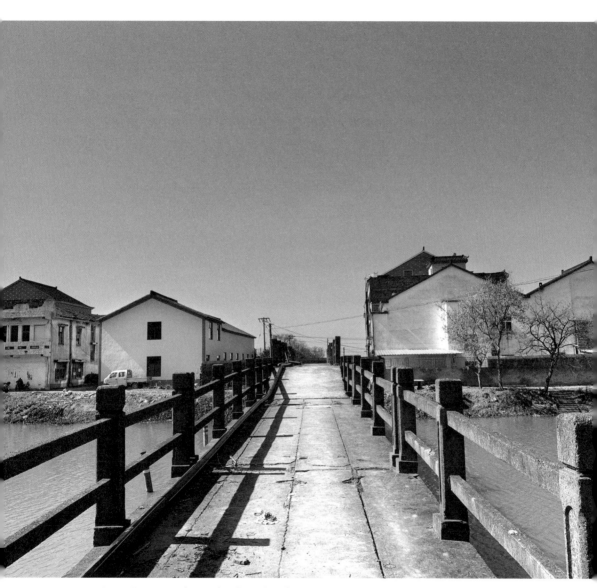

◎ 图6.2   九里河上的老石桥（沈燕敏 摄影）

让人意外的是，那天外公回家后，居然真的肚子痛了。自那次之后，每逢过年过节，我们家就需要单独为他们准备一桌"干净"的饭菜。

就在舅舅信教后不久，舅妈的哥哥忽然检查出了白血病。在舅舅的介绍下，抱着死马当活马医的态度，他们一家也信了教。信教后，病情却并未好转。2000年，他因病去世。舅妈娘家与我家有些亲戚关系。虽然这病没治好，舅妈的母亲却屡屡来我家传教。她的传教对象很明确，就是我奶奶。那段时间每次我一放学回家，便能看到她坐在奶奶身边，宣扬上帝的神迹。比如她告诉奶奶，有一次，她自己不小心从二楼摔了下来，却一点伤都没有。她来得多了，奶奶便有些厌烦了。一次，奶奶终于忍不住，直接说了一句："要是耶稣那时候把我们阿松①的病看好了，那我就信。"当即，她便没话讲了。此后，她再没来过我家。

到了2008年，我舅舅在镇上买了房子。新房装修的时候，他不慎从三楼的窗户摔了下来。据外婆说，当时他喊了一声"耶稣"，"保佑"两字还没喊完，身子便从头朝下转成了头朝上，捡回了一条命。但是，舅舅瘫痪了。外婆对耶稣的态度是复杂的，一方面她认为家里变成这样②都是因为信了耶稣的缘故，另一方面又觉得还好耶稣也保佑着他们家。同时，外婆也认为在舅舅身上，家里的大人家也是出了力的。但在父亲母亲他们看来，可能正是信了耶稣才导致舅舅发生了这样的意外。村里不信耶稣的人之所以认为信耶稣不好，很大一部分原因便是来自耶稣对鬼神的排斥。比如信了耶稣，在家不能祭祀祖先，在外不能去庙里敬拜神佛，甚至完全不

· ·

① 阿松就是舅妈的哥哥。
② 主要指的是舅舅瘫痪一事。

能言鬼神。这对大部分村民来说是无法理解的。而如前文所说，村落里还流传着这样的说法，即信了耶稣的那些人家，他们的大人家在阴间只能流浪乞讨，还要被人打。而大人家一旦过得不安生了，必然会让阳间的子孙后代处处不顺利的。这也是父亲、母亲认为舅舅出事的主要原因。

　　舅舅、舅妈如今住在镇上的小区房里，而外公、外婆则住在村里。舅舅他们每个星期都会去教堂做礼拜，而外公、外婆则不常去。其实对外公、外婆来说，那些新式的礼拜、祈祷方式，他们并不适应，也不会做。他们对教堂或者说对耶稣，始终没有归属感。所以外婆无奈地说道："我以后跟你外公要是死了，就什么都没了。"言下之意，他们并不像村里其他人家一样，死后会被报庙，然后接受祭祀；也不像那些虔诚的基督徒一样，接受上帝的庇佑，得以上天堂。于是，死后的世界对他们而言，是一种完全虚无的状态。而且近年来，外公、外婆总是看到一些不干净的东西，用外婆自己的话来说，"信耶稣，我们也没有信足，总是眼花心杂的"。但她并不愿与我多说，在我的不断追问下，她才说："就是看见了鬼呀。"说完这句之后，便要求我不要再问，因为"信了耶稣这种东西不好讲的"。而也正因为对耶稣"没有信足"，又对鬼神之事完全屏蔽，她对外面的世界充满了不安，甚至连自己舅妈的葬礼都没去参加，因为她担心葬礼上那些不干净的东西会跟她回家。通过这样的言辞不难看出，外婆对鬼神存在着敬畏之心，耶稣的介入并没有让鬼神完全消失，反而强化了鬼神的存在感。

当我问及父亲、母亲如何看待"落耶稣"时，母亲认为，信了耶稣也是有好处的，但对不能祭祀一事，母亲表示极度不满。她认为耶稣以前也是人，也需要人抚养才能长大，那么怎么可以不祭祀先人呢，这是没有道理的。而父亲则说："就像现在的党派一样，有的信这个，有的信那个，都是自己选择的。"

村子里的教堂就在村委旁边。据说如今信徒已有上千人。因为家里人的信仰与之冲突，再加上这是一个熟人社会，我不能随便进去调查。虽说村子里信耶稣的相对仍是少数，但对村民们来说，特别是在面对某些难以治愈的绝症时，他们也就多了一个可选择的对象。

三、代际间的矛盾：在父母与子女之间

我父母这一辈人，上有老下有小，既要应对他们的父亲、母亲，又要应对他们的儿女，于是在处理某些事情时，常常会觉得为难。事实上他们是受文化冲击最严重的一代。因为他们普遍受着传统文化的熏陶长大，而村落环境又在他们中年时发生了翻天覆地的变化，再加上儿女们接受的科学教育，于是他们又必须重整自己的世界观以适应新的文化环境。我这里所要讲述的代际间的矛盾，便是来自这一代父母与他们的子女间的矛盾，而这个矛盾，主要体现在面对疾病时的应对办法，特别是当这个患者是家庭中的00后、10后这一代时。

村落里的中年人，他们的文化水平普遍不高。其中以小学毕业者居多，初中毕业生就已经很少了，高中毕业生则更少。在他们的求学生涯

中，大部分人也并未离开过村落，他们的日常生活仍然与他们的父母一样，围绕着家、庙和田地，学校只是一个额外的存在。但到了我们这一代，初中、高中毕业生和技校毕业生已是非常常见，另外还有一部分人成了大学生，甚至研究生。从初中开始，我们便住校。拿我来说，初中、高中，再到大学，这些年来，我在家的日子除了寒暑假，屈指可数。学校是我们生活的主要场所。两代人成长环境的差别、文化水平的高低，致使他们之间存在着极大代沟。

　　我堂哥在杭州读完技校之后便去了义乌工作。直到他结婚，因妻子怀孕需要人照顾才搬回家住。随着小孩的出生，两代人之间的矛盾便爆发了。矛盾主要围绕两个主题。其一是小孩抚养过程中的卫生问题。比如，堂哥认为给小孩喝奶粉，每次用过之后的奶瓶都需洗干净再沥干，特别是奶嘴；再比如给小孩喂饭，必须用小孩的筷子，大人用过的筷子决不可夹食物给小孩吃等。原本这都是小事，但日复一日年复一年，堂哥念叨得多了，小姑便会觉得委屈，她心想，就算以前不讲卫生，还不是好端端把你养这么大。如今，小姑的孙女已上幼儿园了，经过五六年的磨合，算是度过了最难熬的矛盾期。而小阿姆却正面临这个难题。在一次聊天中，小阿姆也透露出对其儿子的不满，认为她儿子对小孩太过讲究，特别是在卫生问题上，总嫌她不够卫生，一天不知询问多少遍"奶瓶洗过了咯"，"衣服洗过了咯"，但他自己却又只说不做。其二便是在小孩生病时的就医问题上。小姑的孙女有一段时间总是感冒，并伴有发烧、咳嗽。小姑提议去邻镇的一个老中医那儿看看，那医生专治小儿病，是祖传的，而且堂哥小时候生病，小姑就常带他去那儿看，总能看好。但堂哥却不愿意，于是便带着小孩去杭州儿童医院看了好几回，但也不见好。没办法，最后尝试性

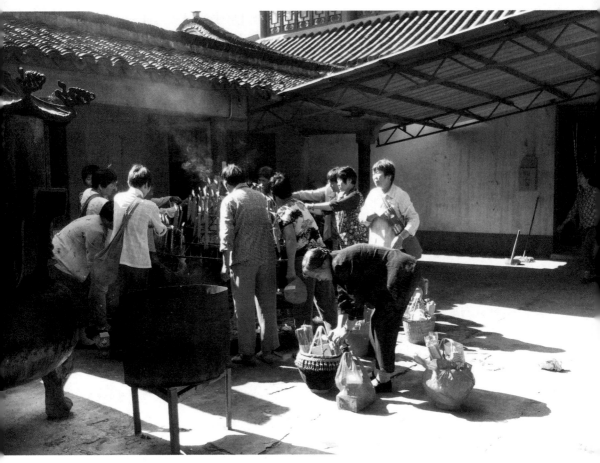

◎ 图6.3　前来湖墩庙念佛的老人们

地去了小姑推荐的老中医那儿，不想看了一趟回来，吃了点药，当晚便好了许多。而同时，小姑也趁着儿子不在家，在自家门口简单祭祀了一下，送了送鬼。也不知是哪个起了作用，总之小孩的病慢慢好了起来。事实上，在小孩生病严重的时候，小姑总会去问关仙婆，但她从不敢与堂哥说，因为堂哥极度反对小姑弄这些神神道道的事。有一次，小姑只是提了一句"要么我去问问看"，便被堂哥骂了："你么总是弄这些鬼事情。世上哪里有鬼的啊？！"此后小姑便不在他面前提这些事了。而当我与堂哥聊天时问及此事，他便坚决说："那些都是迷信，骗人的。"但当我反问道："那你确定这个世界没鬼？"他却没能立马给出明确答复，随即岔开了话题。可见他对鬼神，似乎也是抱着一种"信其有"的态度，只是不愿过多谈及。而小阿姆的处境则要好很多，因为她儿子对鬼神之事虽说不是尽信，但也是"宁可信其有，不可信其无"的态度，于是小阿姆便可光明正大地在大门口送鬼。

其实，在几十年前，当村里老人还很多时，与鬼神相关的事大都是这批老人们在操持。而当时，父母这一代人作为年轻一代，对老人们的虔诚之心虽不理解，但也不太干涉。如今，随着这批老人一个个逝去，父母们便需要来接手祭祀、拜忏等事宜，再加上随着年龄的增大，他们的身体逐渐开始出现了一些问题，于是与鬼神交往的事也就逐渐多了起来，慢慢地，他们便理解了当年那批老人的心态。可惜逝者已矣，有时候想问一些东西也都无从问起了。所以在奶奶的葬礼上，大家只好通过讨论来确定如何过"七七"。

而我在田野调查中也发现，村里的中老年人对我这样一个年轻人对鬼神之事如此好奇并不反感，反而甚是欣慰。于是他们常常对我提的问题知无不言言无不尽，比如庙管阿爷们、念佛的奶奶们，还有我的小姑、小阿姆等。对他们来说，我就像是一个可以让他们尽情倾诉的窗口。

四、做与信：在情感与理智之间

村里与我年龄相仿的人多少都懂一点村落疾病观念的地方性知识，但仅仅把它当作一种自然而然知晓的事情，从未想过有一天它会与自己的现实生活联系在一起。他们也从不认为这些零碎的地方性知识是一种生活智慧，更是从未把它当作知识来看待，因为这与他们概念里的"知识"相差太远。

几年前，我一个好朋友的爷爷去世了。暑假他与我聊起来，说到他爷爷去世前那天晚上发生的一件事。那天，天已经黑了，按照惯例，他把他爷爷扶回自己的房间去。他爷爷没和他们住在一起，而是住在自己的老房子里。两座房子相邻，中间隔着一条小路。就在这条路上，他忽然看见前方横卧着一条蛇。他当即停下了脚步。过了一会儿，这蛇便爬走了。当时他心里觉得有些不对劲，因为如今村里蛇已经很少见了，他已多年没见过蛇。但他也就这么想了一下，回家后并未与家人提起此事。第二天，原本身体还较好的爷爷突然去世了，去世时身边无人陪伴。如今他想来仍是有些自责。他认为，若是当时他回家与父母说了，也许他们就会去问关仙婆，也许爷爷去世的时候就不会独自一人。虽说他知晓蛇的意义，但他却不会与一直生活在这里的村民们一样，立马付诸实践去寻找蛇出现的原因。

也就是在这几年，我的母亲、姨妈、姑姑，还有表哥表姐们频繁与我提及结婚的事。用母亲的话说，"我们就是提前给你打个预防针"。他们每个人都会说，"你以后最好招个人进来，实在不行就两家并一家，千万不要嫁出去"。在奶奶去世之前，我一直把这些话当作耳旁风。我并不认为传宗接代有何重要性可言，特别是在这个讲究活在当下的时代。我一直反驳父母："即使我招了人进来，以后我的小孩我仍是不管的，到时候他要是出门①了，那我们家岂不是一样没了后代？"父母却说："那就是你手里的事了，至少在我们这一代，可以向大人家交代了。要是你出门了，那我们就白养你了。"我的一个同学听完这番言论，曾为我抱不平，"难道仅仅为了那些看不见的大人家，就一定要你留家里？这也太不公平了。再说你出嫁了又不是不管他们了"。事实上，对当时的我来说，她道出了我的心声。而在与一些北方同学聊天之后，曾有一段时间我甚至认为父母对我的付出都是建立在需要我回报的基础之上的，这并不是爱。

但在我奶奶去世之后，看着家里冷冷清清的样子，特别是再想到关仙时奶奶的一番言论，我终于理解了父母和亲戚们话中的言下之意。首先，我的人生并不仅仅是我自己的，还是整个家族的，甚至包括已经去世的那些祖先。我结婚生子，并且这个孩子跟随我姓，那么爷爷、奶奶在阴间的地位便可上升，连带着，以后我的父母在阴间也可获得较好的位置。其次，阴间的祖先需要供养，若没了后人祭祀，就会变成乞丐，在天地之间徘徊着到处要饭吃，我想这是任何一个后辈都不愿看到的。最后，阴间与阳间是可以交流的，相互间还可互助共渡难关，特别是在生者生病时。当我用情感来思考的时候，我所秉持的这些观点的一个重要前提便是，阴间是存在的，鬼神是存在的。而当我用理智来思考的时候，所有成立的这一切又会被推翻。因为我并不是一个"土生土长"的村民，我以后的生活也

---

① 指出嫁。

未必会以这个村落为中心，所以这些鬼神观念对我来说，并不是生活必需品。此外，我从南方到北方，了解了各地不同的文化，但了解并不等于认同。那么易地处之，我未来的对象又何以会认同我家乡的婚姻观呢？紧接着我便发现，如果出嫁了，那我就成了一个"无家可归"的人：父母及亲人们的反对，村民们饭后的谈资，甚至于来自祖先们的责难，阳间与阴间的一切都会宣判我是个背叛者。所以，如果以后我仍想回家，即使只是偶尔回去，那么就仍需要延续村落约定俗成的规矩：作为家里的长女，绝对不能出嫁。

而在我们村，对婚姻抱有这种矛盾想法的人是很常见的。于是，越来越多的人家开始实行两家并一家这样的婚姻形式，也就是方言所说的"不进不出"。在这种婚姻形式中，依据两家人的约定，女方须生两个小孩，一个跟男方姓，一个跟女方姓，从而为双方家庭延续香火。但往往小两口生完第一胎之后便不愿再生二胎，届时两个大家庭就会闹矛盾。因为这样的情况见得多了，所以在小阿姆的儿子自己找了对象，而女方为独生女，结婚条件是两家必须并一家时，小阿姆便哭着要求她儿子与之分手。后来小阿姆的儿子对我说，当时他实在是觉得自己母亲哭得太可怜才分手的，但对他来说，娶进门与两家并一家并没什么区别。

可见，村落里的年轻人大都是出于亲情的考虑，才会顺从父母的意愿，他们并没有深刻考虑过究竟是何原因导致父母如此固执地坚持这些看起来老旧过时的婚姻观。甚至于父母他们自己，也可能并不知晓阴间的种种，而只是知道传宗接代对一个家族的重要性。对父母们来说，他们的大半辈子都是在村落文化中度过的，大家都沿着习俗有条不紊地生活着。他们实践着，也在实践中半信着。但对我们这代人来说，信与做，已经失去了联系，只有将它们附着在感情上，两者才会有关联。比如，只有当母亲说因为没能留我在家，大人家便要她身体不舒服时，我才会想到以后是该要离家近些。但如果这种不舒服发生在我身上，那我必然不会去问关仙婆，甚至根本就不会做此联想。

仅仅在两代人身上，我们就可以感受到村落文化变迁之快。传承的环境改变了，传承的人也改变了，似乎对村里的年轻人来说，村落的内部知识并不那么重要了，相比更为重要的是如何与外面的世界保持联系并保持同步。一切看起来都很平静，但一旦家中有人生病，那么父母与儿女间的斗争便会开始——传统的疾病观念会由父母们在实践中告知儿女，即使儿女不信，怀着对父母的尊重与安慰之心，他们也会在自己的底线之内努力去做。而就在这断断续续的"做"中，背后隐含着的祖祖辈辈传下来的村落地方性知识就会逐渐碎片化地呈现出来，并最终拼成一幅完整的图案。正如我们的父母们走过的路一样，年轻一代的村民们只要生活在村落里，那么大多仍然会沿着这条路继续走下去。但是，越来越多的年轻人已经直接或间接地走出村落，并开始在城市里安家落户，与村落环境之间心意感觉①的断裂，让年轻人不再无条件地、不假思索地遵循那些"约定俗成"。

---

① ［日］柳田国男：《民间传承论与乡土生活研究法》，王晓葵、王京、何彬译，学苑出版社，2010，第84页。日本民俗学家柳田国男将民俗分为三类，即可视的材料、声音的语言资料、心意感觉。"心意感觉"包括知识、生活技术、生活目的，柳田国男认为这是只有同乡人才能理解的部分。

◎ 图6.4　晚霞中的家乡

五、疾病观念传承再思考

在展开这一部分的论述前，我有必要再次总结一下我所谓的疾病观念。正如前文所尝试说明的那样，我所谓的疾病观念并不仅仅指村落中那些直接与疾病相关的诸如病因观、疗愈方法等具体可见的地方性知识，这些只是它的表现形式。这里的疾病观念指的是一套复杂的地方性知识体系，除具体的知识外，它还指从身体感受到的疾痛出发，在病因观的追寻、疾病的治疗过程中，生发出的看待自己身体、看待周围世界，甚至看待人生的价值观念体系。它包含着信仰与实践，最终指向的是向死而生。这里的"向死而生"有两个层面的意思：其一指村民们观念中生死共存的世界，具体指生者在日常生活中与祖先、鬼、神之间的交流与沟通，它提醒着人们不可见世界的存在，并告诉人们顺利生活的策略；其二指村民们怀抱着对死的希望而生，他们知道死亡终将会来临，但死亡并不意味着结束，而是生的延续，并且可以在阳间就对死后的生活进行准备。这种向死而生的生活，给予了人们生的希望，同时又赋予了人们死的从容。

而正是依赖于"人会生病"这一事实，这套地方性知识才得以存续。[1]疾痛让村民们从日积月累的生活经验中归纳总结出疾病观念，而疾病观念又反过来形成一定的秩序约束村民们的日常生活。由此，疾痛的发生，往往就意味着生活的失序。对九里村的村民而言，这里的失序可以是身体的失序，也可以是与家庭成员关系的失序，又或者是与外部大环境比如村落

---

[1] 张珣：《民间寺庙的医疗仪式与象征资源——以台北市保安宫为例》，《新世纪宗教研究》2007年第6卷第1期，第9页。

时空之间的失序。只有找到原因回到有序的状态，身体的疾痛才会消失。比如小阿姆一家因对过继一事的不知情而导致的对大爷爷祭祀的多年遗忘，这是家庭关系的一种失序；再比如村民们对"运道不通"的解释，也可以用个人与宇宙之间的不和谐来解释。而解决这些失序的有效路径，就是运用村民们生活其间而不自知的这套疾病观念体系。

让我甚觉惊奇的是，近年来从德国兴起的一种心理疗法即家庭系统排列①，开始在中国的大城市如北京、上海、广州等地流行起来。其主要从家庭关系的角度出发，挖掘出深层的被故意或无意遗忘的失序关系，并通过知晓、修补这种失序，达到治愈患者的目的。乍看之下，这种治疗方法并没有特别之处。事实上，它的奇特之处在于它的治疗过程。治疗师是全场的关键人物，他需要引导整个治疗过程。而且其治疗方式不是一对一，而是借助治疗现场其他人的帮助来共同完成对某个人的治疗。接下来我就描述一下这个过程。首先，一名患者在治疗师的引导下说出自己的症状，并开始以自己的直觉，从治疗现场人员中选择与自己家庭成员长相或气质相似的人来扮演自己的家人。随后，患者还需将他们排列出一定的队形，比如A扮演我的父亲，我安排他站在我左边、靠近我的地方；B扮演我的母亲，我希望她站在远一点的地方，背过身去等。当每个人都被安置好，且患者看着这样的队形觉得很舒服自在时，治疗师就会安静地观察这个队形并一边不断调整队形一边询问患者的感受，进而找出患者家庭失序的环节。其中最让人不可思议的是，那些扮演者往往能感受到某种莫名的力量作用于他们的身体。比如扮演的对象是一名耳聋者，扮演者也会暂时失

· ·

① 后文简称"家排"。

聪；再比如扮演对象是一名弃婴，那么扮演者也会感受到一种深深的被抛弃的忧伤。此外，当治疗师要求扮演者们比如两个有仇的人消弭仇恨互相拥抱时，扮演者们的身体就会不受控制，或往后退或向前去。现场存在着一种游走的无法解释的力量。而一旦治疗师知道了患者家庭的失序环节，就会引导患者去接受并正视这个现实。很多患者就是通过这种"家排"得到治愈的。而至于这种现场的力量是什么，"家排"的创始人博特·海灵格（Bert Hellinger）曾说："我解释不了这种现象，但我看到它们就是如此，并且能应用它。"①而且他拒绝将之定义。在海灵格治疗的案例中，疾痛的原因多种多样，有的涉及被堕胎的胎儿，有的涉及死去的儿女，有的甚至上溯到几代人之前的一起谋杀案。而这些被故意或无意遗忘的事件持续发挥着它们的作用，并影响活在当下的人。也就是说，这些已发生的过去和我们的现在，是连接在一起的一个系统，这个"系统内有自我平衡的趋势"②，而治疗师的作用就是"让系统内部早已运作的力量自己运作罢了"③。

之所以如此详细地介绍"家排"过程，是因为我们从中可以找到很多与九里村村民的疾病观念相似的地方。首先，它们治疗原理相似，即对秩序的回归，通过对秩序的修复以达到平衡的状态。其次，"家排"中出现的那股神奇的力量，与九里村的关仙婆所具有的神秘气息有着异曲同工之妙。只是海灵格拒绝对其进行概念性的定义，而关仙婆的这种能力则被定

---

① ［德］伯特·海灵格：《谁在我家：海灵格家庭系统排列》，张虹桥译，世界图书出版公司北京公司，2003，导言。
② 同上书，第166页。
③ 同上书，第87页。

义为迷信。最后，"家排"也是一个系统，并且内部细分为个人良知、系统良知和更大更整体的第三种良知，[①]这又与九里村村民所持有的"天地人鬼神五位一体"的疾病观念[②]相似。只是九里村的这种疾病观念融会贯通于民众的日常生活，体现在他们的观念和实践中，于是就显得零散甚至无法理解。再加上"文化大革命"以来传统文化的断层，这种疾病观念更是成了被鄙视、打击的对象。对于正在迅速工业化的九里村来说，疾病观念的传承已然成了重大问题，甚至演变为代际间的矛盾。

　　一方面，生活在农村的年轻一代村民有了更广阔的视野，也有了更多的离开农村的机会，于是他们中的大多数对疾病观念的传承并不在意甚至嗤之以鼻；而另一方面，生活在城市的年轻人中却又兴起了"家排"的各种活动，比如家排师培训班、家排治疗组等，而且其价格往往上千甚至上万。这种对异域文化的推崇正是鲍辛格（Hermann Bausinger）所谓的技术世界中时间流程的"加速度"，即"许多民间文化财富不再是越过漫长的时间之流被传承，而是跨越广袤的空间被交换、被采纳"[③]。对"家排"的接受与热衷，"不仅因为陌生的东西总有特殊的魔力，也因为它的其他现实性完全被解除，它被置入一个充满童话的、超感觉因素的范围之内"[④]，这也是藏传佛教等会在美国等西方国家受到欢迎的原因之一吧。

· ·

① ［德］伯特·海灵格：《谁在我家：海灵格家庭系统排列》，张虹桥译，世界图书出版
　公司北京公司，2003，第3页。
② 郑志明：《巫术文化的哲学省思》，《鹅湖月刊》，2003年第28卷第11期，第28页。
③ ［德］赫尔曼·鲍辛格：《技术世界中的民间文化》，户晓辉译，广西师范大学出版
　社，2014，第136页。
④ 同上书，第110页。

　　"家排"得以在大城市而非在某个村落中流行起来，我认为有以下两个原因。首先，这与中国国内特别是大陆城市化进程中信仰空间的缩小有关。早有学者撰文指出城市化进程中将民众信仰的物理空间排除在外的现状与问题。①缺少了物理空间的依托，民众精神世界的依托也受到了极大冲击。于是在遇到身体疾痛问题而医学又无法解决的情况下，本土民间疾病观念的缺失，使得人们转而寻求"家排"的帮助。其次，虽说"家排"是外来物，但能在新环境中生存下来，则必有某些东西是与新环境一直以来存在的某种文化相契合的。这个契合点，也许可以用根植于人们内心的千百年来传承下来的情感来形容。正如许烺光所指出的那样，在社会发展过程中，即使是在最发达的工业化国家，人类的情感领域也始终是简单的——"情感就是：爱或恨，同情或嫉妒，抱负或情感疏远"，而且，"在时间的长河里，这些情感有所变化的话，其变化也是微乎其微的"。②世界上任何一个角落，人们都会经历疾痛、生死等考验，人们也都会尝试追寻生命的意义，而这些就是"宗教魔法繁衍的基石"③。相对来说，即便已经不那么完整，村落本身仍有其信仰空间，当地的疾病观念体系仍可发挥些作用，疾病的治疗、心理的抚慰，它都可以完成，自然也就不再需要"家排"。

· ·

① 田兆元：《城市化过程中的民间信仰遗产保护研究》，《华东师范大学学报（哲学社会科学版）》2012年第4期；李向平、梁超：《非物质文化遗产与民间信仰研究》，《河南社会科学》2014年第12期。

② ［美］许烺光：《驱逐捣蛋者：魔法·科学与文化》，王芃、徐隆德、余伯泉译，南天书局，1997，第82页。

③ 同上书，原著前言第xxi页。

在此将西方传入的"家排"与民间疾病观念进行对比，并非是想说明孰优孰劣，也并非是想为民间疾病观念正名，我只是想说明，不管是在农村还是城市，不管一个地区或国家如何发达，作为"人"所面临的身体或情感上的问题都是相似的，而民间疾病观念作为某一地域内人们千百年传承下来的生存智慧，是值得被正视与认真思考的。

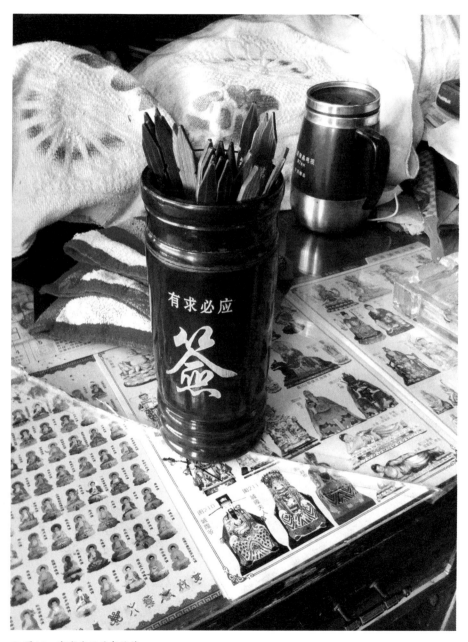

◎ 图6.5　湖墩庙里的求签筒

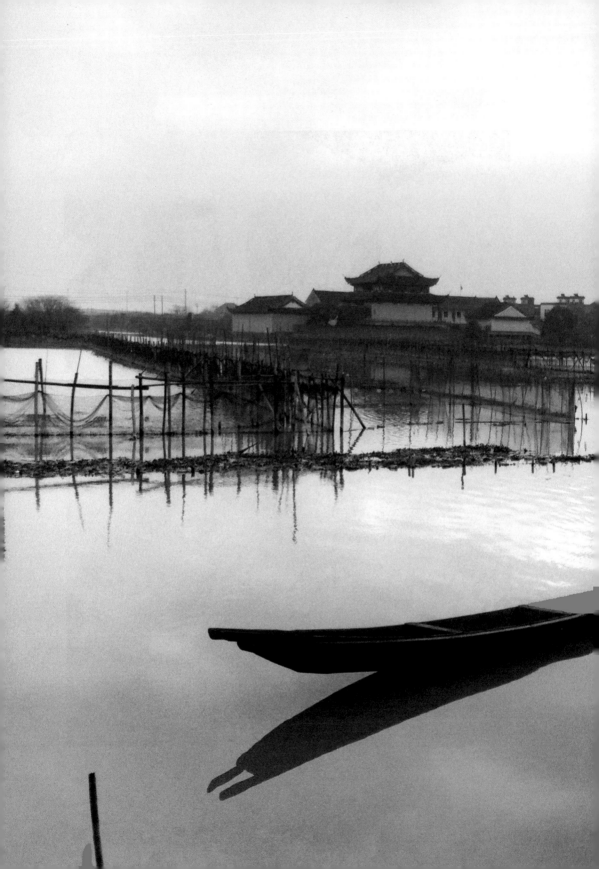

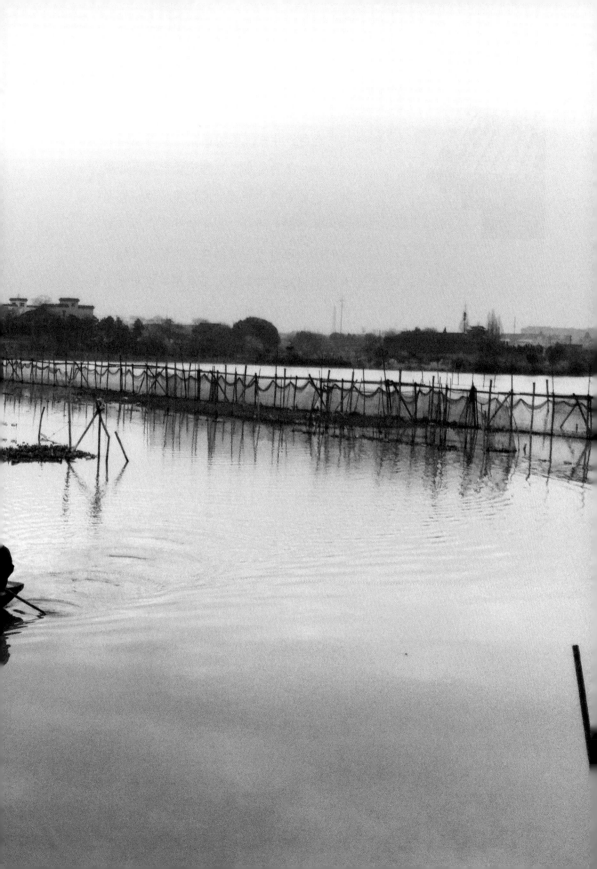

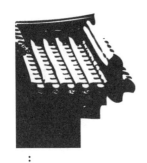

后记　当故乡成为他乡

近两三年来，每次回家，我都能深刻地体会到村落的变化。这种变化首先是外观上的，也就是前文所提到的厂房的逐渐增多；其次是心理上的，工业化使外来人口不断进入村落，而村里与我同龄的年轻人开始离开村落向周边城市发展，于是平时在村里走动的大都是说着普通话的外来打工者。每每遇此，我心里就会升起一股莫名的失落感——那个熟悉的家乡已离我越来越远。

暑假第一次去田野调查时，我走进老金家，感觉恍如隔世。细细想来，我居然已经有10多年没去过他家。而这次又是因为调查的事才过去找他，不免有些讪讪。好在阿爷还认识我，见我进屋，立马就叫出了我的名字，与我交谈起来。走访阿爷，算是跨出了调研的第一步。因阿爷是庙里的庙管，我去庙里调查时也就方便了很多。阿爷一向其他人介绍我是村里谁家的小孩，我便立马成了他们的自己人。这便是熟人社会的好处。再加上念佛的奶奶们也都喜欢聊天，在与她们交谈的无数个瞬间，我仿佛又回到了童年时代，变回了那个陪奶奶去念佛的小女孩，而我的乡愁也在与他们的谈笑中消散了不少。

在庙里调查的那几天，我发现小福殿的香火最是旺盛。时不时地，就会有奶奶来小福殿烧香，她们大都是来求仙丹的。她们虔诚地跪拜并小声默念："小福菩萨保佑我啊。"有时，几个奶奶在神龛旁碰到一起，还会随意聊起天来："你做什么？""我眼睛有点花了，来问问看。求点仙丹去。""我身上也不太好呀。""全靠小福干爹保佑呀。"……她们交流着各自的疾痛史，说给对方听，也说给小福菩萨听。这是老人们的常态，对他们而言，身体不好求助菩萨是自然而然的事。

随着调查的深入，我逐渐发现，村民们的疾病观念并不仅仅是表面的寻医问药或求神拜佛，而是一套较为系统的地方性知识，而这套地方性知识散落于他们的日常生活中，碎片化地出现在他们的交谈中、实践中，甚至还可能出现在房子、村庙、桑树地这样的村落环境中。于是，我的调查又从村民们的疾痛叙事延伸到他们的生存环境。我隐约意识到，这里的疾病观念包含着两个既对立又统一的世界，一个是可见的生活世界，一个是不可见的充满了鬼、神以及其他神秘力量的世界。而调查期间，一个意外的葬礼让我得以感受到或者说"看到"那个不可见世界的"真实"面貌。唯有为逝者举行正确的仪式，逝者才能顺利去往阴间。于是在葬礼上，跪拜、拿引魂香等成了九里村村民约定俗成的身体实践。这些看似形式化的表演，却能让生者感受到一种与逝者的情感上的联结。而关仙婆通过关仙等仪式，再加上阴阳眼的诉说，在某种程度上，又让这种个人体验式的联结转变为村落的集体记忆与认同，即对不可见世界及其力量的确信。回归到日常生活中，面对着处在同一村落中的两个世界，村民们唯有对其进行分类，才能在不同的时空中做出恰当的反应，继而确保自己与亲人的安全。对他们来说，村落时空并非均质，它有神圣与世俗、洁净与污秽、安全与危险之分。当然这种二分也并非绝对，要根据具体时间、空间来划定，比如前文所说的葬礼期间的阴地、湖墩庙的阴面与阳面等。而这种村落的内部知识，往往在村民们的灵验叙事中得到传播与传承，特别是地方神小福菩萨替人治病的故事，在庙管阿爷们、念佛老奶奶们的反复讲述中不断建构、强化着村落的疾病观念。

处在同一个村落环境中，村民们就能较为容易获得与接受这些知识。包含着村民鬼神观、生死观、时空观甚至宇宙观的疾病观念，在村落里自然传承着。随着老人们的逐渐离去，村民中的中年一代开始为了在村落里顺利生活而实践那些祖祖辈辈传下来的仪式。在这些实践中，这一代村民也将逐渐成为上一代老人们的模样。比如我母亲已经开始担心上庙一事，并偶尔会就此事借机询问身边的年长者。当我意识到这一点时，我忽然就为我的乡愁感到可笑。村落看似面目全非了，但并没有发生质变。即便是耶稣到了村里，想要扎根，它的前提也是要会看病。于是我就释然了——原来我所谓的乡愁，大部分是源自对村落内部知识的不了解，而当我逐渐了解之后，便又看到了那个熟悉的家乡。

正当我为乡愁的消解盲目乐观时，一件事的发生让我意识到，原来我又错了。那天，我在小学同学群①里提起了我正在做的田野调查。他

----

① 群里同学的家或与我同村，或在我家附近的村子里。他们都在我所调查的祭祀圈内，也都知道湖墩庙、小福菩萨、关仙婆的存在。但他们如今大都已离开了村落，在附近城镇生活。

们的一致反应是："你怎么调查这个？""写这个有什么用？""这不都是迷信吗？""你真的相信有鬼吗？"我看着对话框里弹出来的各种疑问，忽然就理解了庙管阿爷们对后继无人一事的紧迫感与无奈感，更是理解了我们的爷爷奶奶们甚至父亲母亲们内心深处蜷缩在某个角落里的孤独感。我相信我们这一代人中，极少有人注意到湖墩庙里写着我们名字的小红纸，拜忏登记册上写着我们名字的拜忏记录。说来惭愧，如果不是这次田野调查，我也必定不会看见这些。因为怕被指责迷信，他们极少对儿孙们说起这些事，于是这就真的成了无言的爱。也就是在这种"无言"中，我们这一代人离村落的不可见的世界越来越远。我无法想象，当我们的父母逐渐老去，当我们终于想要回到家乡养老时，我们面对的会是怎样一个家乡。也许这个时候就会有人在群里说："我们去那个庙里看看吧。记得小时候还在那里烧香呢。"此时的故乡，才真正成了他乡吧。

"人在自己的社会，应该做什么？怎样做？关于这样的问题的知识，是靠训练，靠经验，靠观察，靠直觉事物的道理而得的。"[①]然而，成长环境的不同，在很大程度上割裂了我们与长辈之间日常生活交往的可能性，于是疾病观念这一地方性知识也就在不知不觉中成了代际间巨大的鸿沟，也因此，每次遇到小孩生较为严重的病或长期不见好时，我的小姑就只好"偷偷去问"。而这种现象在村子里并不少见。但事实上，无论我们如何划清与祖辈父辈们在疾病观念方面的界限，如何

---

① ［日］小泉八云：《日本，解释的一个尝试》，曹晔译，吉林出版集团有限责任公司，
　　2014，第99页。

撇清与所谓的"迷信"之间的关系，当面对难以治愈的疾痛、无法预知的死亡时，我们仍然能感知到命运之手的强大，随即发现自己体内有着与祖辈父辈们相同或相似的对未知力量的敬畏。只是这种敬畏对我们来说只能是空中楼阁，因为我们已不知该如何去表达和实践了。农村或城市信仰空间被迫缩小，但这里缩小的，可能仅仅是物理空间，而人们的心理空间，仍然预留着大量的信仰空间。否则，上文提到的来自西方世界的"家排"又何以在大城市流行起来？

而当我将论文的一部分在一次研究生研讨班上与大家分享时，他们都觉得我所讲述的发生在村民们身上的事可谓"小说"。可见在大家看来，我们村里的故事充满了戏剧性与传奇性，似乎这已经不是生活了。从什么时候开始，我们的生活就只能被可以完全认识的世俗世界所取代了呢？事实上早有人说过，"中国人的生活艺术也是和戏剧最接近的"①。他还引用了霭理士（Havelock Ellis）在《生命之舞》中的一段话来形容这种艺术，这段话正表达了我一开始写这篇论文时想要达到的目的，现摘录如下：

> 一个婴儿啼哭的时候，做母亲的决不和他讲什么不应该哭的道理；她却拿起了一件有光彩的东西来，摇晃一下，让他注意，他便自然不哭了。一个艺术家的手法也就是这样。他教我们瞧。他把世界放在我们前面；并不引诱我们，教我们兴利欲之念；也不威胁我们，教我们起恐怖之心；也不命令我们，教我们非和它发生关系不

---

① 潘光旦：《中国伶人血缘之研究》，上海书店出版社，1991，绪论第11页。

可；他只是教我们留心瞧。这么一来，世界就变为一套戏法，或一个奇观。他不学哲学家那一套，对人生的目的问题，或世界之所以存在的理由问题，整天地在那里分析综合，综合分析地自讨麻烦……他只是把人生的一节或世界的一块，截取下来，变化一下，当众开放，说一声，你瞧。于是乎观众就充满了快乐，而觉得生命就有了意义。……宇宙间的事物，从俗眼看去，无论多么痛苦、疯狂、平凡、丑恶，在他看去却都有它的奇观性与戏法性。我们经他的指点以后，也就恍然于一切事物的天真烂漫与凛然不可侵犯了。①

当然，我无意于将村民们的疾病观念上升到艺术的高度，也无意于对之进行判断，我只是想把村民们的疾病观念、生活逻辑展示出来。我想让更多的人知道，还有一群人是这样生活的——他们的生活兼顾着生者与死者、今生与来世，他们的世界充满着洁净与污秽、神圣与世俗。于是在这里，一代又一代人逝去，却没有随风而逝，他们的声音仍可通过关仙婆的嘴传达出来，他们的身影仍可见于子孙后代的仪式实践中，他们的生活仍在另一个世界继续着。他们就是这样"艺术"地生活着。

······················

① 霭理士：《生命之舞》，转引自潘光旦《中国伶人血缘之研究》，上海书店出版社，1991，绪论第 11 页。

致谢

从未想过有一天我的硕士论文能够得到认可并出版。在此我要感谢彭牧老师、岳永逸老师将我的硕士论文推荐给何伟编辑，也要感谢梁雪庄老师对拙稿的认可与力荐，同时还要感谢何伟编辑不辞辛苦专门跑来上海与我讨论修改事宜。

拙著的出版，还得到了很多人的帮助与支持。

首先我要感谢在北京师范大学民间文学研究所度过的三年硕士生活。在这三年时间里，研究所的老师们给予我的不仅仅是民俗学专业的学术知识训练，更是教会了我如何以善意的、平等的眼光来看待这个世界。刘铁梁老师倡导感受生活的民俗学，正是在他的启发下，我开始重新思考家乡的疾病观念；万建中老师在授课时总是搭配着他冷不丁冒出来的"黑色幽默"，让人感受到民俗学的魅力；杨利慧老师重视民俗学在当今社会的应用，她的研究传达着民俗传承的力量；康丽老师独特的女性主义视角，让人不自觉开始反思日常生活中的各种习以为常；岳永逸老师神秘莫测的微笑背后总有着独到、犀利的眼光，鞭策着我不断前行。还有我的导师彭牧老师，正是在她的引领下我才得以走进学术的大门。从选题的确定、开题的讨论，再到调查、写作时的悉心指导，这一路走来，彭老师让我看到了一位学者身上的睿智、严谨与负责。她的这种治学态度深刻影响着我，让我受益匪浅。此外，她也包容着我在求学路上的任性与孤行，即便我已离开北师大，她也仍一直默默给予我关注与支持。

我还要感谢我现在的导师王晓葵老师。在学术研究中，他总是以我的长处鼓励我，同时还给予我参加田野调查、出国交流学习的机会，让不太自信的我开始逐渐正视自己并认真思考未来的学术之路。攻读博士学位期间拓展的视野及转变的心态，都对我此次硕士论文的修改有很大的帮助。

此外，我还要感谢在家乡遇到的人们，正是他们无私、无偿的帮助，才促成了这篇论文的完成，也才有了出版成书的可能。其中我要特别感谢我的家人，我的父亲、母亲，他们不厌其烦地回答我的所有问题，还有我已去世的奶奶，我从小由她带大，自小便跟着她沉浸在"不可见世界"的氛围里，才有了如今自省的可能。这本书也是献给她的。我还要感谢我曾经的硕士同学及现在的博士同学，你们给予的陪伴与安慰无可替代。

最后，我要再次感谢梁雪庄老师细致的修改意见，再次感谢彭牧老师、刘铁梁老师在百忙之中为拙著写序。

参考文献

中文专著

1. 班固撰，颜师古注. 汉书［M］. 北京：中华书局，1962.

2. 陈邦贤. 中国医学史［M］. 上海：商务印书馆，1937.

3. 陈华文，陈淑君. 浙江民间丧俗信仰研究［M］. 上海：上海文艺出版社，2011.

4. 丁福保. 西洋医学史［M］. 北京：东方出版社，2007.

5. 丁世良，赵放. 中国地方志民俗资料汇编·华东卷［M］. 北京：书目文献出版社，1995.

6. 凤凰出版社. 中国地方志集成·善本方志辑· 第2编［M］. 南京：凤凰出版社，2014.

7. 范行准. 中国医学史略［M］. 北京：中医古籍出版社，1986.

8. 干宝. 搜神记［M］. 北京：中华书局，2012.

9. 郭于华. 仪式与社会变迁［M］. 北京：社会科学文献出版社，2000.

10. 侯元棐，王振孙，等. 中国方志丛书· 德清县志［M］. 影印本. 台北：成文出版社，1983.

11. 江绍原. 发须爪：关于它们的迷信［M］. 北京：中华书局，2007.

12. 刘伯骥. 中国医学史［M］. 台北：华冈出版社，1974.

13. 林富士. 汉代的巫者［M］. 台北：稻乡出版社，2004.

14. 李格非. 汉语大字典［M］. 成都：四川辞书出版社；武汉：湖北辞书出版社，2000.

15. 李建民. 生命史学：从医疗看中国历史［M］. 台北：三民书局，2005.

16. 李建民. 生命与医疗［M］. 北京：中国大百科全书出版社，2005.

17. 梁其姿. 面对疾病：传统中国社会的医疗观念与组织［M］. 北京：中国人民大学出版社，2012.

18. 李小红. 宋代社会中的巫觋研究［M］. 北京：光明日报出版社，2010.

19. 李亦园. 信仰与文化［M］. 台北：Airiti Press，2010.

20. 马伯英. 中国医学文化史［M］. 上海：上海人民出版社，2010.

21. 彭林. 仪礼［M］. 郑州：中州古籍出版社，2011.

22. 吴飞. 自杀作为中国问题［M］. 北京：生活·读书·新知三联书店，2007.

23. 吴飞. 浮生取义：对华北某县自杀现象的文化解读［M］. 北京：中国人民大学出版社，2009.

24. 吴飞. 麦芒上的圣言：一个乡村天主教群体中的信仰和生活［M］. 北京：宗教文化出版社，2013.

25. 吴翯皋修，程森纂. 中国方志丛书·华中地方·浙江省德清县志［M］. 台北：成文出版社，1970.

26. 谢利恒. 中国医学源流论［M］. 台北：进学书局，1970.

27. 许慎撰，徐铉校. 说文解字（大字本）［M］. 北京：中华书局，2013.

28. 徐霄鹰. 歌唱与敬神：村镇视野中的客家妇女生活［M］. 桂林：广西师范大学出版社，2006.

29. 徐正光，林美容. 人类学在台湾的发展：经验研究篇［M］. 台北："中央研究院"民族学研究所，1999.

30. 余新忠. 清以来的疾病、医疗和卫生：以社会文化史为视角的探索［M］. 北京：生活·读书·新知三联书店，2009.

31. 余新忠. 清代江南的瘟疫与社会：一项医疗社会史的研究（修订版）［M］. 北京：北京师范大学出版社，2014.

32. 岳永逸. 忧郁的民俗学［M］. 杭州：浙江大学出版社，2014.

33. 岳永逸. 行好：乡土的逻辑与庙会［M］. 杭州：浙江大学出版社，2014.

34. 朱海滨. 祭祀政策与民间信仰变迁：近世浙江民间信仰研究［M］. 上海：复旦大学出版社，2008.

35. 张珣. 疾病与文化：台湾民间医疗人类学研究论集［M］. 台北：稻乡出版社，1989.

36. 张玉书，等. 康熙字典［M］. 上海：上海书店出版社，1985.

外文译著

1.［德］海灵格. 谁在我家：海灵格家庭系统排列［M］. 张虹桥，译. 北京：世界图书出版公司北京公司，2003.

2.［德］鲍辛格. 技术世界中的民间文化［M］. 户晓辉，译. 桂林：广西师范大学出版社，2014.

3.［法］范热内普. 过渡礼仪［M］. 张举文，译. 北京：商务印书馆，2010.

4.［法］禄是道. 中国民间崇拜：命相占卜［M］. 陈海燕，译. 上海：上海科学技术文献出版社，2009.

5.［美］克莱曼. 疾痛的故事：苦难、治愈与人的境况［M］. 方筱丽，译. 上海：上海译文出版社，2010.

6.［美］凯博文. 苦痛和疾病的社会根源：现代中国的抑郁、神经衰弱和病痛［M］. 郭金华，译. 上海：上海三联书店，2008.

7.［美］孔飞力. 叫魂：1768年中国妖术大恐慌［M］. 陈兼，刘昶，译. 北京：生活·读书·新知三联书店，2012.

8.［美］斯达克，［美］芬克. 信仰的法则：解释宗教之人的方面［M］. 杨凤岗，译. 北京：中国人民大学出版社，2004.

9.［美］罗芙芸. 卫生的现代性：中国通商口岸卫生与疾病的含义［M］. 向磊，译. 南京：江苏人民出版社，2007.

10.［罗］伊利亚德. 神圣与世俗［M］. 王建光，译. 北京：华夏出版社，2002.

11.［美］伊利亚德. 神圣的存在：比较宗教的范型［M］. 宴可佳，姚蓓琴，译. 桂林：广西师范大学出版社，2008.

12.［美］戈夫曼. 日常生活中的自我呈现［M］. 冯钢，译. 北京：北京大学出版社，2008.

13.［美］许烺光. 驱逐捣蛋者：魔法·科学与文化［M］. 王芃，徐隆德，余伯泉，合译. 台北：南天书局，1997.

14.［美］许烺光. 祖荫下：中国乡村的亲属、人格与社会流动［M］. 王芃，徐隆德，合译. 台北：南天书局，2001.

15. ［美］席文. 科学史方法论讲演录［M］. 任安波，译. 北京：北京大学出版社，2011.

16. ［日］滨岛敦俊. 明清江南农村社会与民间信仰［M］. 朱海滨，译. 厦门：厦门大学出版社，2008.

17. ［日］柳田国男. 妖怪谈议［M］. 贾胜航，译. 重庆：重庆大学出版社，2014.

18. ［日］小泉八云. 日本，解释的一个尝试［M］. 曹晔，译. 长春：吉林出版集团有限责任公司，2014.

中文论文

1. 陈洪. 庄蝶之梦与浑沌之死——《庄子》"物化""气变"论解析 [J]. 苏州大学学报, 1997（01）：66—71.

2. 傅景华. 时空之道与五运六气 [J]. 中国中医基础医学杂志, 2008（12）：881—883.

3. 富晓星. 建筑业农民工群体艾滋病预防干预策略的人类学观察——以北京市为例 [J]. 中央民族大学学报（哲学社会科学版）, 2009（01）：28—34.

4. 冯珠娣, 艾理克, 赖立里. 文化人类学研究与中医 [J]. 北京中医药大学学报, 2001（06）：4—9.

5. 高师宁. 当代中国民间信仰对基督教的影响 [J]. 浙江学刊, 2005（02）：51—56.

6. 李建民. 一个新领域的摸索记史语所"生命医疗史研究室"的缘起 [J]. 古今论衡, 1998（01）：58—62.

7. 林美容, 张炎宪. 由祭祀圈到信仰圈——台湾民间社会的地域构成与发展 [J]. "中央研究院"民族学研究所集刊, 1988（63）.

8. 李沛容. 医疗的现代性：藏族择医之嬗变——以木里藏族自治县桃巴乡为例 [J]. 藏学学刊, 2008（1）：89—100, 198.

9. 刘铁梁. 感受生活的民俗学 [J]. 民俗研究, 2011（02）：21—27.

10. 马伯英. 中国近代医学卫生事业的先驱者伍连德 [J]. 中国科技史料, 1995（01）：30—42.

11. 景军. 泰坦尼克定律：中国艾滋病风险分析 [J]. 社会学研究, 2006（05）：123—150, 244—245.

12. 陶飞亚. 传教士中医观的变迁 [J]. 历史研究, 2010（05）：60—78, 190.

13. 田兆元. 城市化过程中的民间信仰遗产保护研究 [J]. 华东师范大学学报（哲学社会科学版）, 2012（04）：18—22, 152—153.

14. 翁乃群, 杜娟, 金黎燕, 等. 海洛因、性、血液及其制品的流动与艾滋病、性病的传播 [J]. 民族研究, 2004（06）：40—49, 108.

15. 汪新建, 王丽娜. 被放逐的心理：从疾病分类体系的演进看躯体化 [J]. 南开学报（哲学社会科学版）, 2013（06）：62—69.

16. 张珣. 民间寺庙的医疗仪式与象征资源——以台北市保安宫为例［J］. 新世纪宗教研究，2007，6（1）：1—27.

17. 张珣. 日常生活中的"虚"的身体经验［J］. 考古人类学刊，2011：74.

18. 张有春. 医学人类学的社会文化视角［J］. 民族研究，2009（02）：57—66，109.

19. 郑志明. 民俗医疗的诊疗法［C］//文日焕，祁庆富. 民族遗产（第2辑）. 北京：学苑出版社，2009：15.

学位论文

1. 包婷. 李约瑟与席文的中医观及其对比［D］. 杭州：浙江大学，2008.

2. 陈思桦. 我忧郁，因为我卡阴——忧郁症患者接受台湾民俗宗教医疗的疗愈经验［D］. 花莲：慈济大学，2006.

3. 马树茂. 一个乡村的医生［D］. 北京：北京大学，1949.

4. 王敏. 世医家族与民间医疗——江南何氏个案研究［D］. 上海：华东师范大学，2012.

5. 乌仁其其格. 蒙古族萨满医疗的医学人类学阐释［D］. 北京：中央民族大学，2006.

6. 朱清蓉. 乡村医生·父亲——乡村医患关系的变迁（1985—2010）［D］. 北京：北京师范大学，2013.

外文文献

1. Erika Brady. Healing logics: culture and medicine in modern health belief systems [M]. Logan: Utah State Press of the Pacific, 2001.

2. James K. Kirkland, Holly F. Matthews, et al. Herbal and magical medicine: traditional healing today [M]. Durham: Duke University Press, 1992.

3. Michael Owen Jones. Putting folklore to use [M]. Lexington: University Press of Kentucky, 1994.

4. Kleinman A. Patients and healers in the context of culture: an exploration of the borderland between anthropology, medicine, and psychiatry [M]. Berkeley: University of California Press, 1980.

5. Kleinman A, Kunstadter P, Alexander E R. Medicine in Chinese cultures: comparative studies of health care in Chinese and other societies [M]. University Press of the Pacific Press, 2005.

6. Richard M. Dorson. Handbook of American Folklore [M]. Bloomington: Indiana University Press, 1983.

7. Peng Mu. Shared practice, esoteric knowledge, and bai: envisioning the yin yorld in rural China [D]. Philly: University of Pennsylvania, 2008.

8. 大貫惠美子. 日本人の病気観: 象徴人類学的考察 [M]. 東京: 岩波書店, 1985.